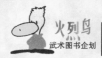

冠军教您养生功图解系列

十二段锦

董国兴 甘 泉 编著

时代出版传媒股份有限公司

安徽科学技术出版社

图书在版编目(CIP)数据

十二段锦/董国兴,甘泉编著. —合肥:安徽科学技术
出版社,2015.6
(冠军教您养生功图解系列)
ISBN 978-7-5337-6663-4

Ⅰ.①十… Ⅱ.①董…②甘 Ⅲ.①气功-健身运动-
图解 Ⅳ.①R214-64

中国版本图书馆 CIP 数据核字(2015)第 095984 号

SHIERDUANJIN
十二段锦

董国兴 甘 泉 编著

出 版 人:黄和平 选题策划:何宗华 责任编辑:何宗华
责任校对:王 勇 责任印制:李伦洲 封面设计:冯 劲
出版发行:时代出版传媒股份有限公司 http://www.press-mart.com
安徽科学技术出版社 http://www.ahstp.net
(合肥市政务文化新区翡翠路 1118 号出版传媒广场,邮编:230071)
电话:(0551)63533323
印 制:合肥华云印务有限责任公司 电话:(0551)63418899
(如发现印装质量问题,影响阅读,请与印刷厂商联系调换)

开本:710×1020 1/16 印张:10.5 字数:230 千
版次:2015 年 6 月第 1 版 2015 年 6 月第 1 次印刷

ISBN 978-7-5337-6663-4 定价:32.00 元

中华武术经典珍藏丛书

编 委 会

（排名不分先后）

编委会

十二段锦

作者简介

甘泉 女,河南信阳人。国家级运动健将;中华人民共和国国家级社会体育指导员,全国援外教练员;三武挖整健身气功组技术总指导,火烈鸟武术图书企划室副主任。

甘泉自幼习武,12岁即进入河南省武术队;2007年,被选进郑大体院健身气功集训队,专修健身气功竞赛功法。经过苦练,她多次在大赛上获得冠军,成绩斐然。

2010年,甘泉在全国健身气功交流大赛中,荣获易筋经项目冠军;同年3月,她受邀出访巴西、哥斯达黎加、多米尼加等国进行表演和交流。

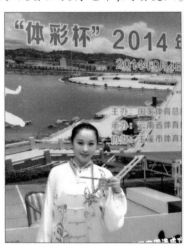

2011年,荣获全国健身气功竞赛八段锦项目第一名、商丘市"木兰杯"健身运动表演赛五禽戏项目优胜奖。

2012年,荣获全国健身运动会五禽戏项目一等奖;荣获"信阳毛尖杯"健身运动表演赛十二段锦项目一等奖,并被授予站功十二段锦"创新鼓励奖"和"信阳市精神文明运动奖"。

2013年,受邀参加河南代表队并表演"直通春晚·太极梅花桩"节目,获得盛赞。

2014年9月,荣获"体彩杯"全国健身气功表演赛金牌。

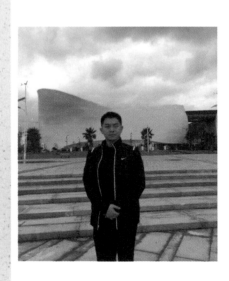

董国兴 男,汉族,河南淮阳人。中共党员,体育教育学硕士,副教授;国家级武术健将,中国武术六段;河南省太极拳队主教练,郑州大学体育学院健身气功集训队主教练。

董教练在执教期间,带出不少竞赛精英,如甘泉、马建超、张振兴等,这些队员在全国健身气功交流赛、全国武术套路锦标赛、全国武术套路冠军赛、全国太极拳锦标赛、全国青少年武术套路锦标赛等众多重大武术比赛中,共获得58个冠军、26个亚军、32个季军,成绩优异,为中华武术的发展和健身运动的普及推广做出了贡献。

　　十二段锦乃由八段锦发展变化而来，是我国非常优秀的古传养生术，它将医疗、运动、养生有机地结合起来，通过长期习练，对放松身心、祛病抗衰和延年益寿都有着显著的功效。十二段锦是国家正在大力推广的"健身气功"运动项目之一。

　　据考证，十二段锦之名称最早出现在清乾隆年间徐文弼编辑的《寿世传真》一书中，其功法内容来自于"钟离八段锦法"，"钟离八段锦法"出自明朝《正统道藏》中的《修真十书》。徐将"钟离八段锦法"八张图谱增加到十二张，并对其歌诀和阐释加以改动，更名为"十二段锦"。

　　清咸丰年间，潘霨对徐文弼"十二段锦"作了进一步完善，其歌诀及图谱与徐书相同，辅之以"分行外功诀"等，并收入其编撰的《卫生要术》中。清光绪七年，王祖源重刊潘霨之书，内容没有变化，更名为《内功图说》；此书影响很大，使十二段锦得以广泛流传，故近代通行之十二段锦，多从《内功图说》。

【本功特点】

1.意形相随，动息相合。

2.动静相间，形神共养。

3.强调伸展，注重按摩。

目　录

第一章　坐功十二段锦 ······ 1

一、开功势 ·············· 2

二、冥心握固势 ·········· 5

三、叩齿鸣鼓势 ·········· 8

四、微撼天柱势 ········· 13

五、掌抱昆仑势 ········· 19

六、摇转辘轳势 ········· 27

七、托天按顶势 ········· 36

八、俯身攀足势 ········· 42

九、背摩精门势 ········· 49

十、前抚脘腹势 ········· 54

十一、温煦脐轮势 ····· 57

十二、摇身晃海势 ····· 60

十三、鼓漱吞津势 ····· 64

十四、收功势 ··········· 69

第二章　站功十二段锦 ······ 76

一、开功势 ·············· 77

二、冥心握固势 ·········· 79

三、叩齿鸣鼓势 ·········· 82

四、微撼天柱势 ·········· 88

五、掌抱昆仑势 ·········· 95

六、摇转辘轳势 ········· 104

七、托天按顶势 ········· 117

八、俯身攀足势 ········· 120

九、背摩精门势 ········· 124

十、前抚脘腹势 ········· 132

十一、温煦脐轮势 ····· 137

十二、摇身晃海势 ····· 141

十三、鼓漱吞津势 ····· 148

十四、收功势 ··········· 154

十
二
段
锦

第一章 坐功十二段锦

本功在挖整古传十二段锦的基础上，遵循气功特有的规律，结合现代社会人们的身心特点编创而成，不但继承了古传功法动静结合、身心兼练的精髓，而且借鉴了按摩、导引、入静、存想等多种气功养生方法，推陈出新，融传统性和现代性于一体，是对传统十二段锦的再次升华。

本套十二段锦，因全是坐势，故称为"坐功十二段锦"。坐功运动量不大，比较适合初学者、年老者、体弱者。每天可以专门练习，也可在睡前或醒后练习，均非常有益养生。

一 开 功 势

【练法】

1.两脚并步站立。两掌自然垂于身体两侧,身体保持中正,两肩自然放松。目视前方。(图1-1)

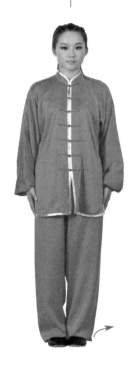

图1-1

2.右膝微屈；左脚向后撤步，前脚掌着地。（图1-2）

3.屈膝下蹲。两掌下落，十指撑地，两肘微屈；上体稍前倾。目视前下方。（图1-3）

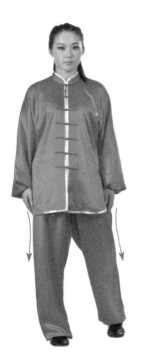

图1-2

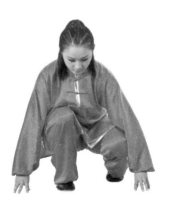

图1-3

十二段锦

3

4.右脚向左侧穿至左小腿左下,脚外侧着地,重心渐渐下沉,两小腿交叉(左腿在内,右腿在外,两脚置于两大腿下, 脚心斜向外后方)。目视前下方。(图1-4)

5.动作不停。身体重心左移,正身盘坐。两掌扶于两膝。目视前方。(图1-5)

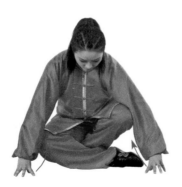

图1-4

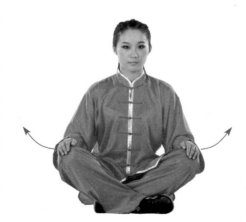

图1-5

【要点】

速度均匀,身体平稳,正身端坐。

二 冥心握固势

【练法】

1.盘腿正坐。两掌自膝盖上翻转,分别向体前45°前伸,掌心向上,掌尖向外。(图1-6)

2.随之两臂外旋向斜上方举起,渐渐高与头顶平,肘关节微屈。随之抬头,目视前上方。(图1-7)

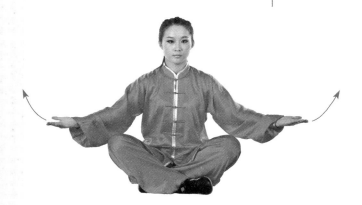

图1-6

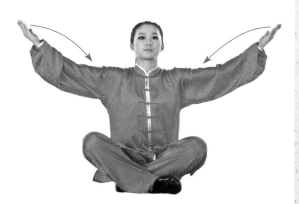

图1-7

5

3.下颏内收,两臂内旋,两掌下落至前平举，与肩同宽,掌心向下,掌尖向前。目视前方。（图1-8）

4.动作不停。两掌由身前下按；随之两手拇指抵无名指根节"握固"，置于两膝内侧,拳眼相对。调息约30秒钟,也可自定时间。（图1-9）

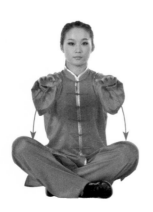

图1-8

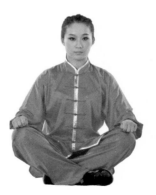

图1-9

握固手形示意。(图1-10)

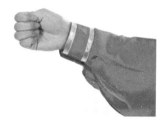

图1-10

【要点】

1.两臂上举时,舒胸展体。两掌下按时,立项竖脊,百会虚领。

2.全身放松,排除一切杂念,调节呼吸,呼吸要深匀细长,心神会慢慢静下来，这对于练功和养生都非常有益。

3.盘坐重心稳定,有利于身体的放松和长时间静坐，而且双足交盘使血液流动大大减缓,减缓生理活动，又增加体腔的静压力，有利于最大限度降低新陈代谢速度,便于入静。

4.盘坐时脊椎要直。脊椎顺直,气就通顺,气通顺了,心就自然容易安住。由于自然生理弯曲造成的习惯,坐时腰椎易呈后突,应注意纠正。

5.盘坐时,头要中正,不俯仰,不歪斜,下颏微内收(不是低头),这利于颈椎正直。

6.盘坐时,两肩不要内缩或沉肩躬背,应自然舒展,但不要挺胸。

7.双眼垂帘,即双眼闭合微开一线,以能见体前地面为宜。

叩齿鸣鼓势

【练法】

1.两拳变掌经腰间,两臂内

旋向身体两侧平举,掌心向后,掌尖向外。（图 1-11~图 1-13）

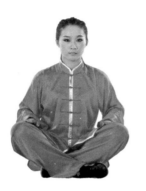

图1-11

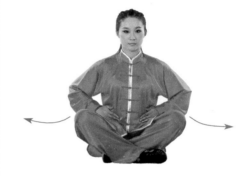

图1-12

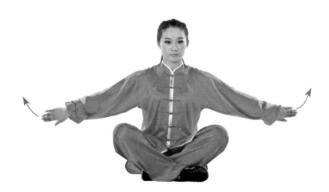

图1-13

2.两掌与肩同高时,两臂由内向外旋,掌心向前。目视前方。（图1-14）

3.动作不停。两臂屈肘,两掌中指掩实耳孔。（图1-15、图1-16）

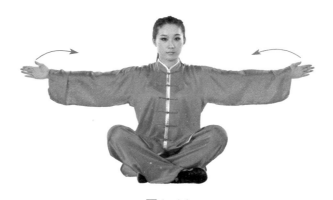

图1-14

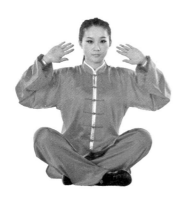

图1-15

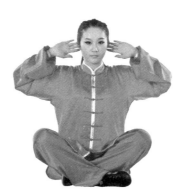

图1-16

4.然后,叩齿36次(也可自定次数)。目视前方。(图1-17)

5.两中指拔耳(即拔离耳孔)。目视前方。(图1-18)

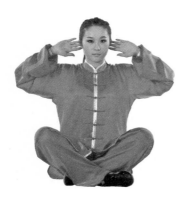

图1-17

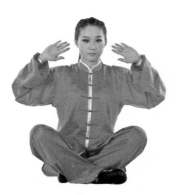

图1-18

6.两掌心按实耳孔,十指轻扶后脑。(图1-19)

7.中指腹位于枕骨粗隆处,接着两手食指分别放在两手中指指背上,二指同时争力,用食指指腹弹击在后脑上。反复弹击24次(也可自定次数)。(图1-20、图1-20附)

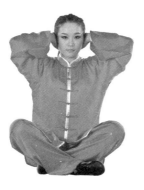

图1-19

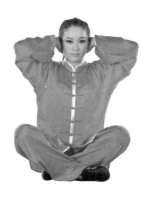

图1-20

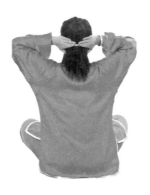

图1-20附

8.然后,两掌拔耳。(图1-21)

9.随之两掌前伸,向前缓缓按于腹前。目视前方。(图1-22、图1-23)

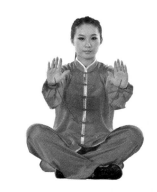

图1-22

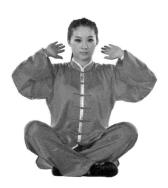

图1-21

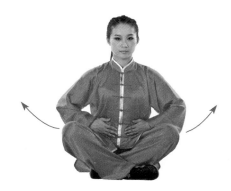

图1-23

【要点】

1.叩齿时,精神要集中,目光内含,意念于叩齿动作中,两掌掩实耳孔,静听、默数。

2.叩齿中一旦出现唾液时,要将其吞咽下去。

3.双掌叉指抱住的是后脑玉枕部位。

4.呼吸尽量缓慢、均匀,吐气时要尽量配合收腹,气要吐尽。

5.鸣鼓食指要有弹力。

四 微撼天柱势

【练法】

1.上体缓缓左转约45°。同时，两臂内旋成侧平举，掌心向后。目视左方。（图1-24）

2.动作不停。上体向右转正。同时，两臂外旋并向前平举。（图1-25）

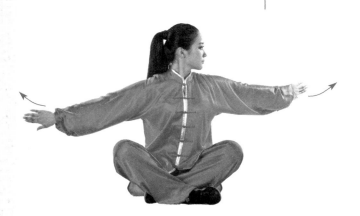

图1-24

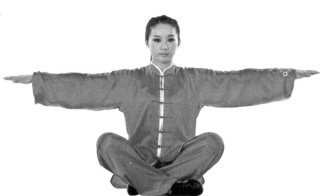

图1-25

坐功

十二段锦

3.至两掌与肩同宽时,左掌向内平收至膻中穴前,掌尖向右;右掌向小腹前收,近腹前时,转掌成掌心向上,掌尖向左。两掌成抱球状于体前, 掌心相对。目视前方。(图1-26)

4.动作不停。左掌下按,两掌合于小腹前。目视前方。(图1-27)

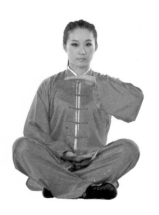

图1-26

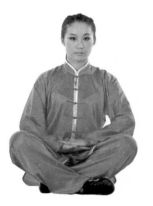

图1-27

5.接着,头向左转。同时,两掌贴紧向右移至右大腿内侧。目视左侧。(图1-28)

6.左肩下沉,左掌根向下压右掌。同时,向上抬头,稍停。目视左上方。(图1-29)

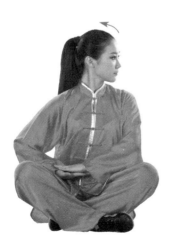

图1-28

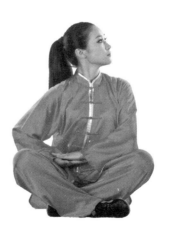

图1-29

7.下颏内收,上体转正。掌还于小腹前。目视前方。(图1-30)

8.随之上体右转约45°。同时,两掌分开,两臂内旋成侧平举,掌心向后。目视右方。(图1-31)

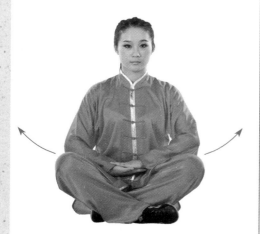

图1-30

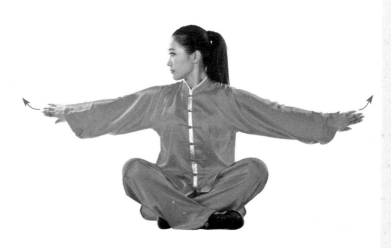

图1-31

9.接着,做合掌、右侧转头的动作,动作与合掌、左转头相同,唯方向相反。(图1-32~图1-36)

一左一右为1遍,共做3遍。

10.做到第3遍最后一动时,下颏内收,头向左转正。然后,两掌稍右移,随之两臂屈肘收于腰侧,两掌尖斜向下。目视前方。(图1-37、图1-38)

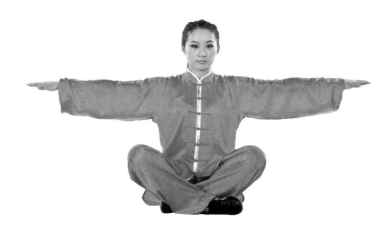

图1-32

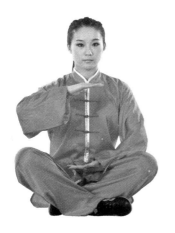

图1-33

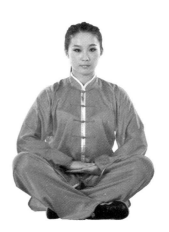

图1-34

17

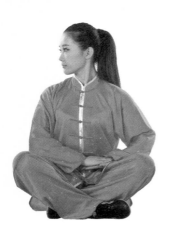

图1—35

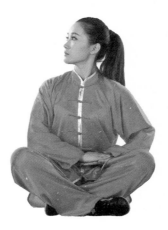

图1—36

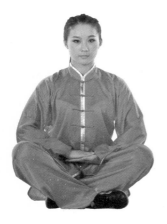

图1—37

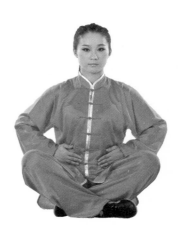

图1—38

【要点】

1.转头时,动作要缓慢,全身放松,意念集中于转头动作上,上体不动,竖项。抬头时,下颏用力。

2.头、颈、肩、脊柱,要连成一线贯穿势的摆动,颈项不可松懈或断劲,恰如九曲珠一般。

3.目随头转到定位时,可用力瞪眼翻睛一下,即有怒目之意。

4.转腰旋臂时,以腰带臂,沉肩、立身。

五 掌抱昆仑势

【练法】

1.两肩后展,随之两掌前伸,

并直臂上举,掌心相对。目视前方。(图 1-39～图 1-42)

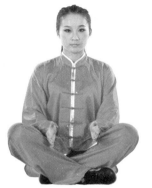

图1-39

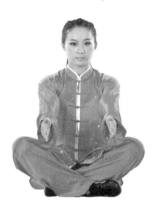

图1-40

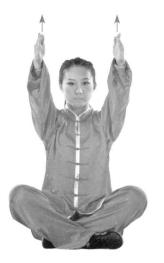

图1-41

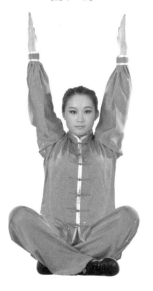

图1-42

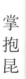

五 掌抱昆仑势

十二段锦

2.动作不停。两臂屈肘下落,至脑后时,十指交叉,抱于后脑玉枕部。目视前方。(图1-43、图1-44)

3.上体左转约45°。目视左前方。(图1-45)

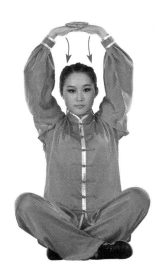

图1-43

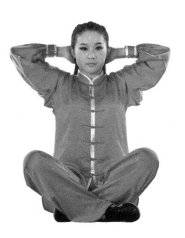

图1-44

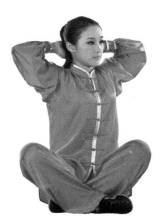

图1-45

4.两掌抱后脑不变,上体缓缓右倾,左肘臂缓缓上抬,抻拉左胁肋部。随之目视左斜上方。(图 1-46)

5.上体缓缓还原,上体竖直。目视左前方。(图 1-47)

6.上体向右转正。目视前方。(图 1-48)

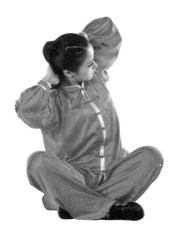

图1-46

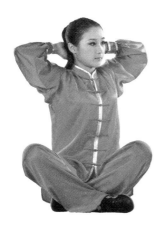

图1-47

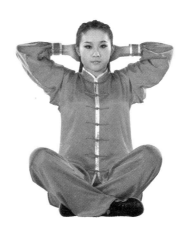

图1-48

7.然后,做右转动作,与左转相同,唯方向相反。(图1-49~ 图1-52)

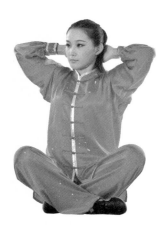

图1-49

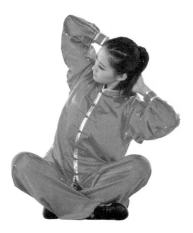

图1-50

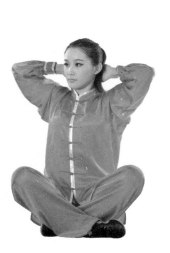

图1-51

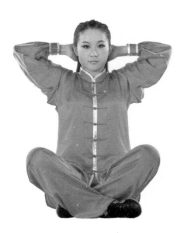

图1-52

8.仰面,下颏上抬起,与颈部争力。目视前上方。（图1-53）

9.两臂缓缓向前合肘,随之下颏内收。（图1-54、图1-55）

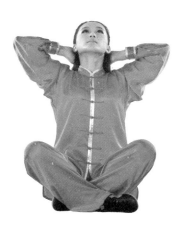

图1-53

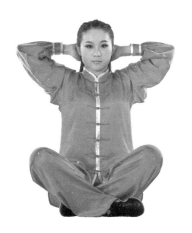

图1-54

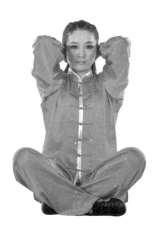

图1-55

10.两手交叉抱住后脑下按，含颔低头。目视腹部。（图1-56）

11.两掌分开贴两颊下移,两掌根贴下颌成托抱状。（图1-57）

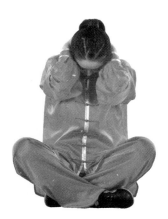

图1-56

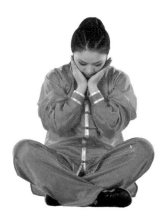

图1-57

12.动作不停。两掌上托下颌，仰面向天。目视上方。（图1-58）

13.下颏内收，颈部竖直。同时，两掌松托，掌尖相对，掌心向下。（图1-59）

五 掌抱昆仑势

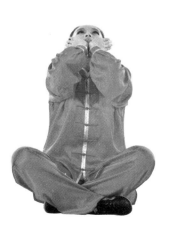

图1-58

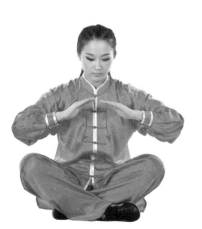

图1-59

十二段锦

14.两掌沿体前下按至小腹前时，臂外旋变指尖斜向下收于腰间，掌心向里。目视前方。（图1-60）

上述动作反复做3遍。

15.第3遍最后一动时，两掌按至腹前后握拳收于腰间，拳心向里，拳眼向上。目视前方。（图1-61）

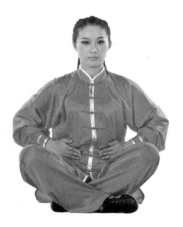

图1-60

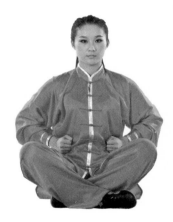

图1-61

【要点】

1.昆仑，即头部。多指脑后的玉枕部位。

2.抱头转体，向后展开肩、肘。左右侧倾身时，异侧肘充分上抬，抻拉胁肋部。

3.低头时，身体立直、收紧下颏。抬头时，挺胸塌腰。

摇转辘轳势

【练法】

1.两拳后移置于腰后,拳背贴于肾腧穴处,拳心向后,拳眼向上。目视前方。(图1-62)

2.上体左转约45°,右拳贴于后腰不变。同时,左拳屈腕上提至左肩前,拳心向下。(图1-63)

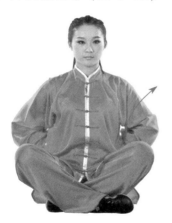

图1-62

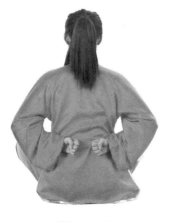

图1-62附

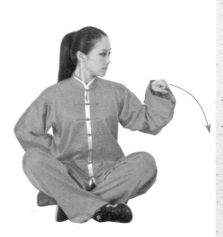

图1-63

3.动作不停。上体向左倾侧。同时，左腕上翘向左前方约45°下伸，肘关节微屈。（图1-64）

4.上动不停。左拳向后、向上划立圆回收至左肩前。

上述动作连续练习6遍（也可自定次数），即左摇转辘轳。

5.当第6遍结束时，上体向右转正。左拳收至腰后肾腧穴处，拳心向后。目视前方。（图1-65）

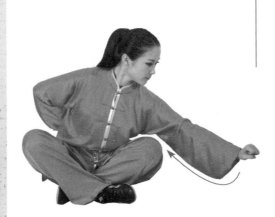

图1-64

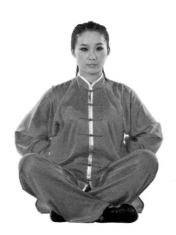

图1-65

6.接着,做右摇转辘轳,动作与左摇转辘轳相同,唯方向相反。(图1-66、图1-67)

连续练习6遍,即右摇转辘轳。

7.当第6遍结束时,上体向左转正。右拳收至腰后肾腧穴处,拳心向后。目视前方。(图1-68)

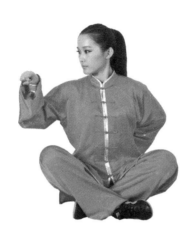

图1-66

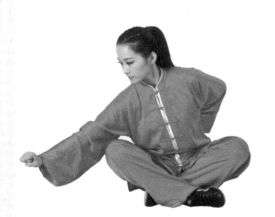

图1-67

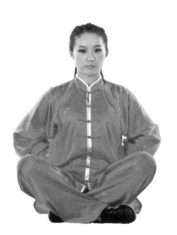

图1-68

8.展肩扩胸,继向上提肩,再向前合肩,接之含胸、沉肩,呼吸均匀。目视前方。(图1-69、图1-70)

如此共向前绕肩6遍。

9.第6遍结束后,还原成正身端坐。(图1-71)

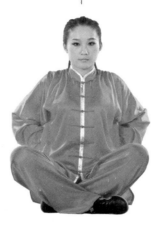

图1-69

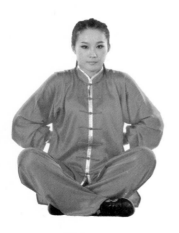

图1-70

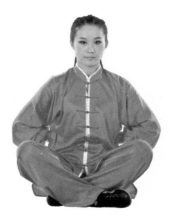

图1-71

10.接着,反方向绕动双肩 6 遍。(图 1-72、图 1-73)

如此共向后绕肩 6 遍。

11.第 6 遍结束后,还原成正身端坐。(图 1-74)

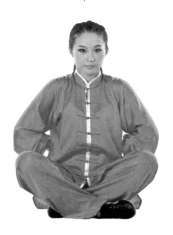

图1-72

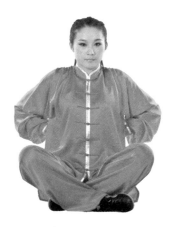

图1-73

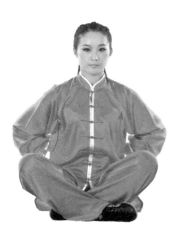

图1-74

12.两拳变掌,掌尖向下,虎口贴肋上提置于肩上,沉肩坠肘。目视前方。(图1-75、图1-76)

13.两掌不动。上体左转,以肩为轴,右臂前摆,左臂后摆,头正颈直。目视前方。(图1-77)

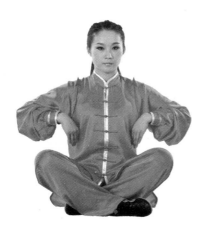

图1-75

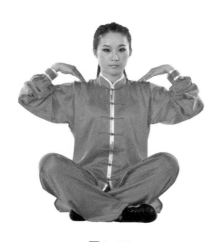

图1-76

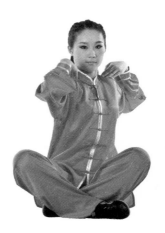

图1-77

14.动作不停。上体向右转正，两臂继续上摆。目视前方。（图1-78）

15.动作不停。上体向右转，左臂前摆，右臂后摆。目视前方。（图1-79）

16.动作不停。上体向左转正，两臂下落，肘尖向下。目视前方。（图1-80）

连续练习前后交叉绕肩动作6遍。

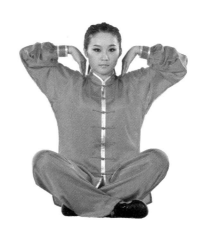

图1-78

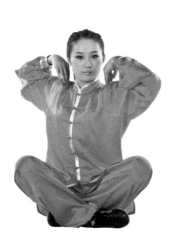

图1-79

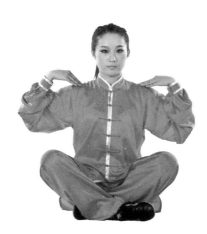

图1-80

17.接着,反方向前后交叉绕肩,唯左右相反。(图1-81~图1-84)

连续练习6遍。

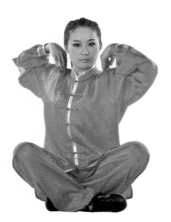

图1-81

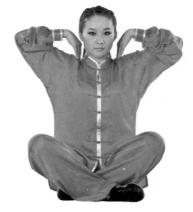

图1-82

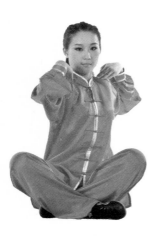

图1-83

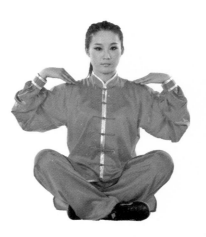

图1-84

【要点】

1.单摇:臂向前送时,转腰、顺肩、坐腕;臂回拉时,屈肘、提腕。

2.双摇:食指根节点揉肾腧穴,绕肩要圆活连贯。

3.交叉摇:以腰带臂绕立圆,两肘前后摆动时要一致。

4.以肘带肩的圆转要自然顺畅,不可有僵滞的现象。掌按后腰的力度要恰当,随肩肘摇动而有节奏地按摩肾腧穴部位。

5.单关与双关均要做完顺逆的转动。转动时,精神专一,意不外驰,呼吸自然,不要刻意地停闭,只要保持鼻息顺畅、均匀细长即可。

六 摇转辘轳势

十二段锦

七 托天按顶势

【练法】

1.两肘上提与肩平,两腕自然搭在肩上。目视前方。(图1-85)

2.两手虎口沿肩前缓缓下落,过腋胁、贴肋下插至髋关节处。目视前方。(图1-86、图1-87)

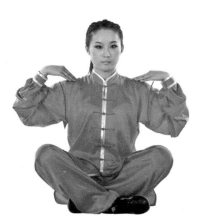

图1-85

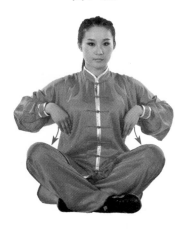

图1-86

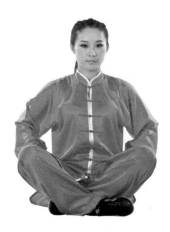

图1-87

3.随之两臂外旋,两掌心贴大腿外侧至膝关节两侧处向上托膝。(图1-88、图1-89)

4.动作不停。右腿前伸,脚尖向上,膝关节微屈。目视右脚。(图1-90)

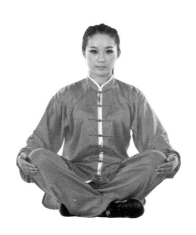

图1-88

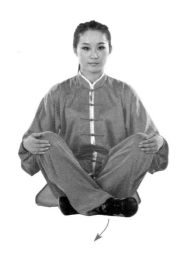

图1-89

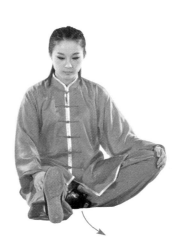

图1-90

5.左脚前伸,两腿相并伸直,脚尖向上。同时,两掌扶于膝关节上。目视脚尖。(图1-91)

6.两臂外旋,两掌收至腹前,掌心向上十指交叉。(图1-92、图1-93)

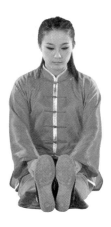

图1-91

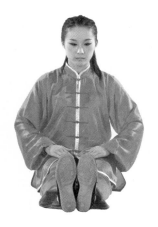

图1-92

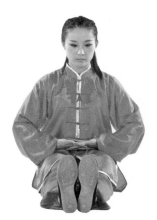

图1-93

7.两掌上托至胸前时,随之臂内旋。目视前方。(图1-94、图1-95)

8.掌继续向前外翻,翻至额前成掌心向上方时,直臂上托。同时,两臂尽量上撑,百会上顶劲,脚背绷至水平。目视前方。(图1-96、图1-97)

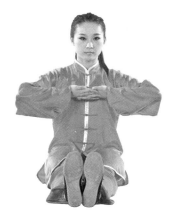

图1-94

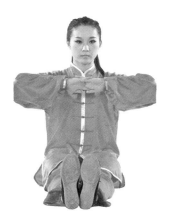

图1-95

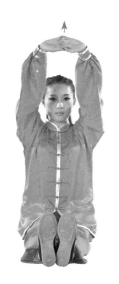

图1-96

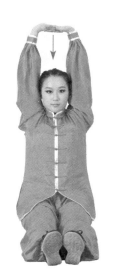

图1-97

9.沉肩屈肘,两掌心翻转向下落至头顶,两掌稍用力下压。同时,两脚尖向上勾紧。目视前方。(图1-98)

10.两臂内旋,两掌心翻转向上,直臂上托。同时,膝关节挺直,脚面绷平。目视前方。(图1-99)

两掌上托下按为1遍,共做9遍。

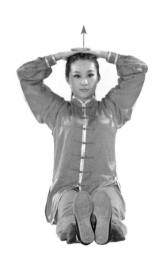

图1-98

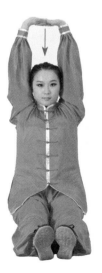

图1-99

11.第9遍最后，两掌心翻转向下落至头顶，两掌稍用力下压。同时，两脚尖向上勾紧。（图1—100）

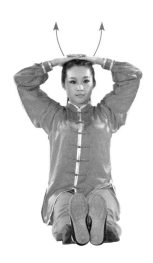

图1—100

【要点】

1.首先做到姿势端正，为贯通经络做准备，百会穴与会阴穴在一垂直线上，全身放松。

2.托举时最关键的一点是掌根一定要向顶门上撑，这样才能打开手臂上的阴经，也才能抻拉整个后背腧穴。躯干与臂要保持垂直，伸展腰臂，抻拉两肋，挺膝，脚面绷平。

3.手臂上举时，注意要用两臂贴住耳朵，因为三焦也是走耳部的。年纪大的人手臂上举时可慢一些，根据自己身体的情况调整上举的高度。

4.两掌上举到最高点的时候，要稍微定住，屏息一会儿。屏息就可让我们的气机在五脏六腑之中鼓荡一圈，即"内按摩"，用气机按摩我们的五脏六腑。两臂上举并屏息，除了按摩内脏，也锻炼了人体的膈肌。经常锻炼膈肌，可延缓衰老。人体衰老的一个明显的表现，就是越来越容易气喘，比如，稍微走一下楼梯就累得气喘吁吁的，这其实是膈肌无力的表现，不能"气沉丹田"。要想让气沉到丹田，膈肌的力量必须大，全身的气机必须足。

5.两掌下按时，立腰，头向上顶，挺膝，勾紧脚尖。

七　托天按顶势

十二段锦

八 俯身攀足势

【练法】

1.两掌分开,直臂上举,掌心相对,掌尖向上。踝关节放松,脚尖向上。目视前方。(图1-101)

2.动作不停。上体前俯不超过45°。同时,两掌前伸抓握脚掌,拇指压于脚面,其余四指按住脚前掌。目视脚尖。(图1-102、图1-103)

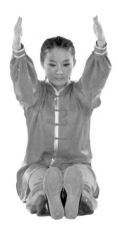

图1-102

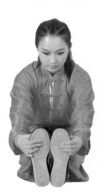

图1-103

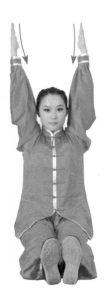

图1-101

3.两腿与腰脊保持抻拉姿势不变,下颏内收,抻拉脖颈。动作稍停,目视膝关节。(图1-104)

4.两掌回搬,脚尖勾紧。同时,挺膝、塌腰、抬头。动作稍停,目视

上方。(图1-105)

5.两腿与腰脊保持抻拉姿势不变,下颏内收,抻拉脖颈。动作稍停,目视膝关节。(图1-106)

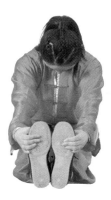

图1-104

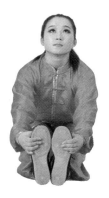

图1-105

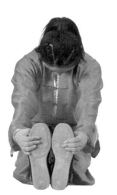

图1-106

43

6.上体立起,颈部竖直。同时,两掌松开,掌心向下,沿腿上屈肘回收,经腰间直臂后展,掌心向后。目视前方。(图1-107~图1-110)

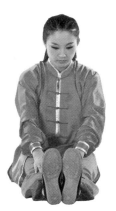

图1-107

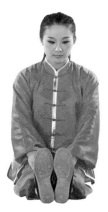

图1-108

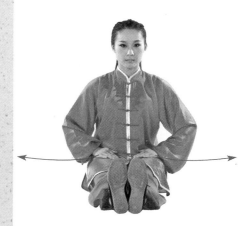

图1-109

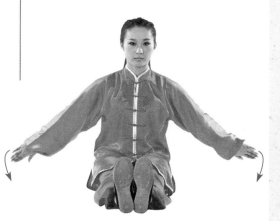

图1-110

7.两臂继续后展,转臂成掌心斜向下,掌尖斜向外。(图1-111)

8.动作不停。上体前俯不超过45°。同时,两臂外旋,两掌弧形向前抓握脚掌,拇指压于脚面。目视脚尖。(图1-112)

9.接着搬脚、下颏内收。继抬头、抻拉脖颈。(图1-113、图1-114)

重复4遍,共计6遍。

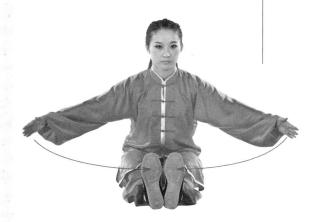

图1-111

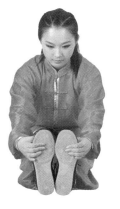

图1-112

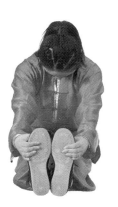

图1-113

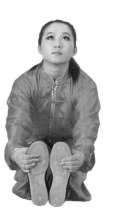

图1-114

10.第6遍结束后,上体立起,颈部竖直。同时,两手松开扶于膝关节处。目视前下方。(图1-115)

11.左臂外旋,掌心翻转向上、向右平行划弧。同时,右掌掌心向下,从左臂上方向左平行划弧。两掌如抱球状合于腹前,目视右掌。(图1-116)

12.动作不停。左臂内旋,左掌按于左大腿根部。同时,上体前俯,右臂内旋,右掌前伸反手搬握左脚掌外侧。目视左脚。(图1-117)

13.上体立起,右腿膝关节微屈。同时,左腿屈膝,右掌搬左脚置于右大腿下方。目视下方。(图1-118)

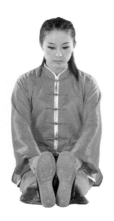

图1-115

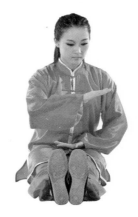

图1-116

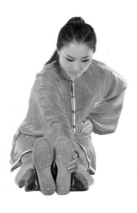

图1-117

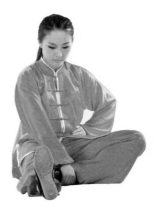

图1-118

14.右臂外旋,右掌心向上向左划弧。同时,左掌从右臂上方向右平行划弧。两掌如抱球状合于腹前。目视左掌。(图1-119)

15.右臂内旋,右掌按于右大腿根部。同时,上体前俯,左臂内旋,左掌前伸反手搬握右脚掌外侧。目视右脚。(图1-120)

16.上体立起,左膝稍向上抬。同时,右腿屈膝,左手搬握右脚经左膝外侧置左大腿下方,左掌收于左大腿根部。目视前下方。(图1-121)

17.两掌收抱腰间,掌心向里。正头颈,目视前方。(图1-122)

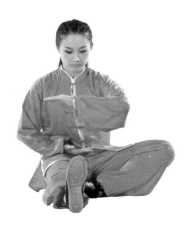

图1-119

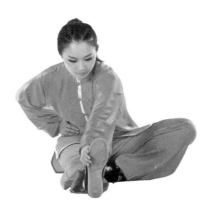

图1-120

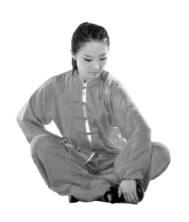

图1-121

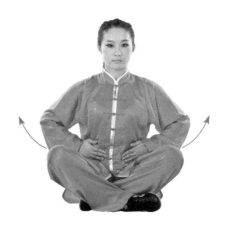

图1-122

养生功

坐功 十二段锦

【要点】

1.前俯时，从颈椎、胸椎、腰椎、骶椎、尾椎一节一节从上往下弯曲，好像卷地毯一样从上往下渐次卷起，细心体会脊柱每节椎骨松开弯曲的感觉。立起上身时，从下往上将尾椎、骶椎、腰椎、胸椎、颈椎一节一节由弯曲而竖直，细心体会每节椎骨由弯曲而变竖直的感觉。直立后，体会整个脊柱贯通一气的感觉。

2.要保证在两膝伸直情况下，俯身前屈，这样才能充分刺激脊柱、督脉以及命门、阳关、委中等穴位。在身体充分前屈中，两掌尽力向前伸攀，如果由于腿部柔韧原因，不能攀住脚尖时，可将掌尽量前伸，切不可弯曲膝关节。锻炼得法，会感到腰部温暖发热，整个脊柱轻松通畅而阳气充沛。

3.抬头时，下颏主动向上用劲。下颏内收时，颈部向上伸展。

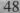

九　背摩精门势

【练法】

1.两掌贴腹部两侧向后摩运；至后腰,转掌成掌尖向后,掌背贴在肾腧穴部位。同时,上体前俯。目视下方。(图 1-123)

2.随着上体前俯,两掌后伸,直至臂直；动作不停,两掌向体侧平摆。目视前下方。(图 1-124)

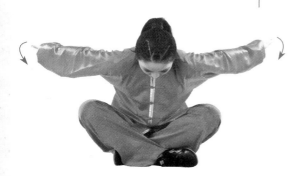

图1-123

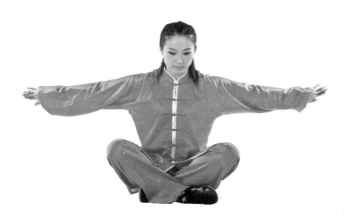

图1-124

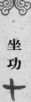
3.上体缓缓立起。同时,两臂外旋,两掌弧形前摆成前平举,掌心向下。目视前方。(图1-125)

4.两臂屈肘合掌于胸前,指尖向上。目视前方。(图1-126)

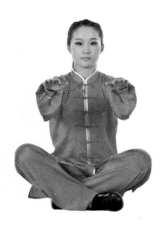

图1-125

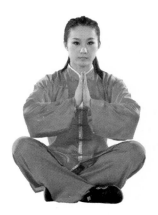

图1-126

5.随后两掌合紧,拧翻落于小腹前,左掌在上。目视前方。(图1-127、图1-128)

6.两掌继续拧翻落于小腹前,右掌在上。目视前方。(图1-129、图1-130)

7.左右掌上下拧转翻落,再做7遍,合前共9遍。第9遍时左掌在上。

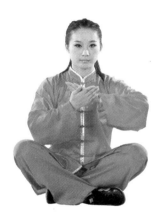

图1-127

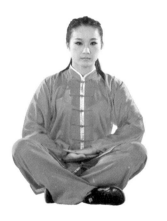

图1-128

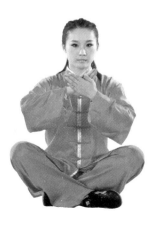

图1-129

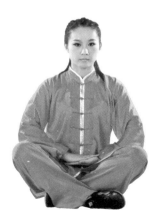

图1-130

8.接着,左臂外旋,右臂内旋,两掌贴腹部两侧向后摩运;至后腰处,转掌尖向下。(图1-131)

9.两掌贴住后腰,做上下连续摩擦动作。此动一下一上为一遍,共做24遍。(图1-132)

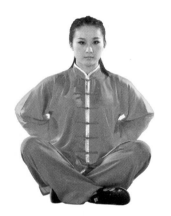

图1-131

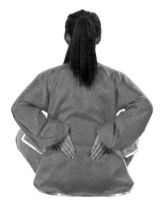

图1-131附

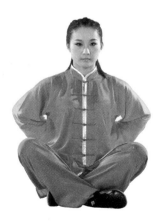

图1-132

【要点】

1.两掌上下拧翻搓掌时,闭气,两掌压紧,搓热。一直要到摩擦后腰时才徐徐呼出。

2.摩擦后腰时,两手四指肚要随掌的上下移动而按摩脊沟,力度要使腰部有一种酸胀舒适感。

3.腰部按摩用力宜稍强,力度不够,其作用不能深达组织,但亦不能用蛮力,力度应自然贯注于手,以意引力达到深部组织。

前抚脘腹势

【练法】

1.两掌稍向上提,转掌指向前,贴肋前摩运;至腋前、乳下,掌尖相对。目视前方。(图 1—133)

2.接着,转掌尖向下,顺腹前向下摩运;至小腹。目视前方。(图 1—134~图 1—136)

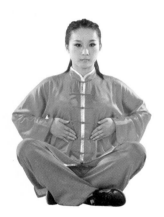

图1—133

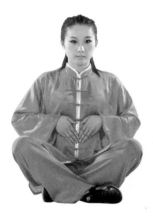

图1—134

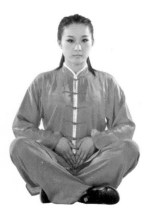

图1—135

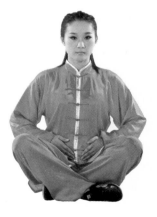

图1—136

3.两掌继续向两侧摩运,转掌尖斜向下沿胁肋部向上摩运,掌尖斜相对于乳下。目视前方。(图1-137)

本势一下一上为一遍,共做6遍。

4.第6遍最后一动时,两掌沿腹前继续向下摩运,转掌尖向下。再由下向上做反方向摩运6遍。(图1-138、图1-139)

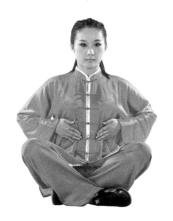

图1-137

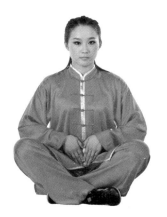

图1-138

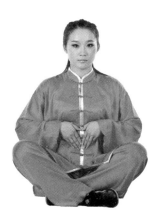

图1-139

5.第 6 遍最后一动时,两掌置 于胁肋部,掌尖相对。(图 1–140)

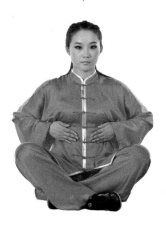

图1–140

【要点】

1.全身舒松,调息柔和自然。向上摩擦时,吸气、收腹、提肛;向下摩擦时,呼气、松腹、松肛。速度均匀,用力适度。

2.心情舒畅,怡然自得,精神愉快,神态从容。

十一 温煦脐轮势

【练法】

1.两掌摩运至肚脐前,叠掌于肚脐上,劳宫穴正对肚脐。双目垂帘,意守肚脐2~5分钟。(图1-141、图1-142)

2.然后,睁开双眼。两掌贴住肚脐做顺时针摩运3周。(图1-143~图1-148)

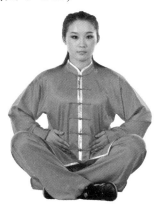

图1-141

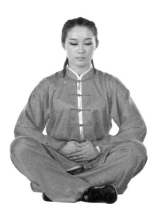

图1-142

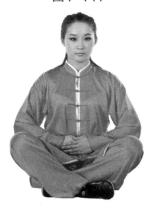

图1-143

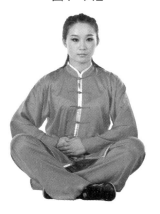

图1-144

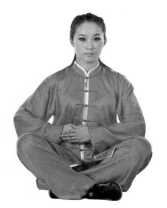

图1-145

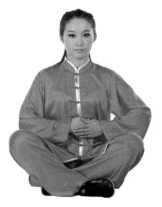

图1-146

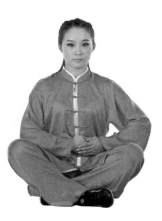

图1-147

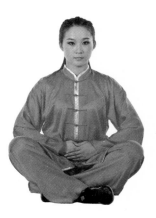

图1-148

3.接着,再做逆时针摩运 3 周。目视前方。(图 1-149~ 图 1-153)

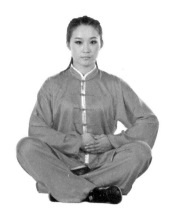

图1-149

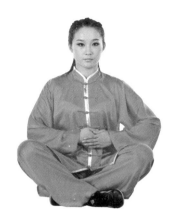

图1-150

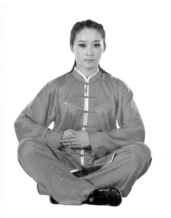

图1-151

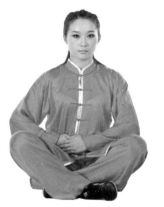

图1-152

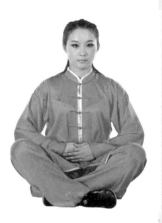

图1-153

【要点】

1.全身舒松,不要强烈地追求热感,待其自然而然地到来,调息柔和自然。

2.意想脐轮有温热感,用意要轻,采用顺腹式呼吸,身体保持中正安舒。

3.揉按腹部时,劳宫穴对准肚脐,柔和缓慢,呼吸自然。掌不能做擦腹动作,按住腹部行揉摩动作,与前势"前抚脘腹"有本质性的区别,习者切记。

摇身晃海势

【练法】

1.两掌由内向外分开,扶于 两膝上。目视前方。(图 1-154)

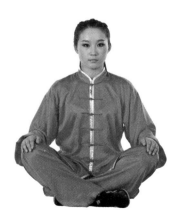

图1-154

2.接着，双目垂帘。上体左倾，顺时针绕转6圈。（图1-155~图1-158）

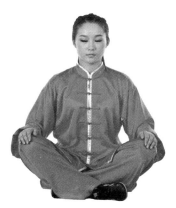

图1-155

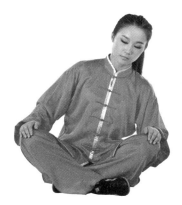

图1-156

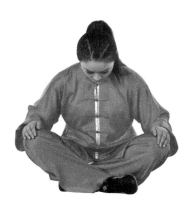

图1-157

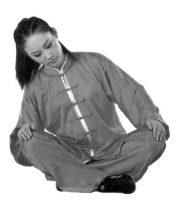

图1-158

3.第 6 圈结束后,继续绕至体前,立身端坐。(图 1-159)

4.然后,上体右倾、逆时针绕转 6 圈。(图 1-160~图 1-163)

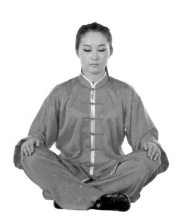

图1-159

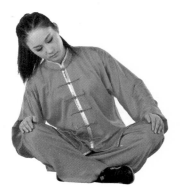

图1-160

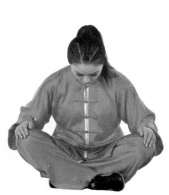

图1-161

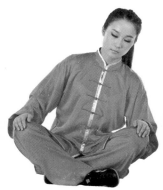

图1-162

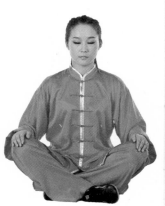

图1-163

5.第 6 圈结束后,继续绕至体前,立身端坐。两眼睁开,目视前方。(图 1-164)

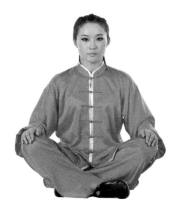

图1-164

【要点】

1.上体绕转时,要求竖脊、收下颌,速度均匀,圆活连贯。

2.幅度不宜过大,两膝不要抬起。

3.内视海底,引气归元。

鼓漱吞津势

【练法】

1.两臂内旋,两掌回收腰间

向两侧划弧,掌心向后。目视前方。(图 1-165、图 1-166)

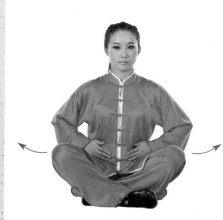

图1-165

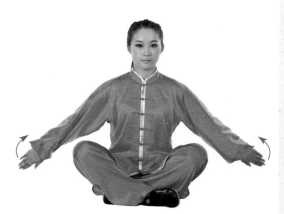

图1-166

2.动作不停。两臂外旋,两掌弧形向腹前合抱,掌尖相对。目视前方。(图 1–167、图 1–168）

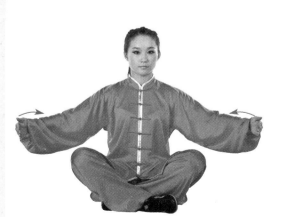

图1–167

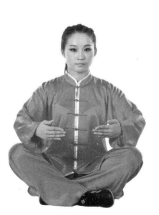

图1–168

3.接着屈肘,两掌回收接近肚脐时"握固",落于大腿根部,拳眼向上。目视前方。(图1-169)

4.唇口轻闭,舌尖在口腔内由右向上、向左、向下绕转一圈,接着舌尖移到牙齿外,贴牙龈由右向上、向左、向下绕转一圈。一内一外为一遍,共做6遍。

5.姿势不变,舌尖在口内向相反方向绕转,一内一外为一遍,共做6遍。

6.接着,两腮做鼓漱36次。目视前方。

7.然后,两臂外旋,两拳变掌上举至胸前,掌背向里。目视前方。(图1-170)

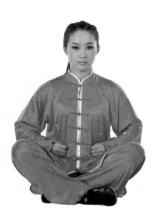

图1-169

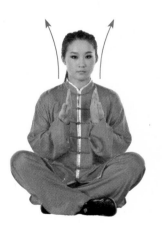

图1-170

8.动作不停。两臂内旋直臂上举,掌尖向上,掌心向外。目视前方。(图 1-171)

9.两臂外旋,两掌握拳,拳心相对。目视前方。(图 1-172、图 1-173)

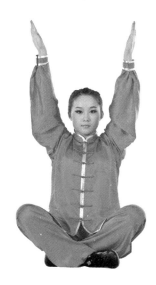

图1-171

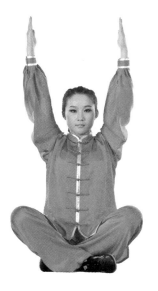

图1-172

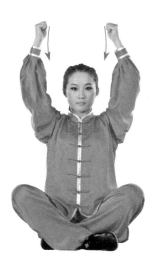

图1-173

67

10.动作不停。两拳下拉置于大腿根部,拳眼向上。在两拳下拉时,吞咽口中 1/3 的津液,用意念送至丹田。目视前方。(图1-174、图1-175)

共做 3 遍后，口中津液分 3 次全部咽下。

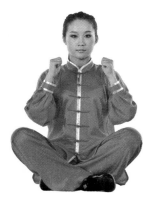

图1-174

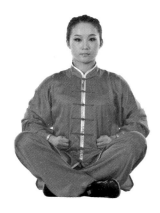

图1-175

【要点】

1.舌在口中的搅动要柔缓,特别是内外齿龈要搅遍。

2.鼓漱时要自然,而且要在津水满口时进行。

3.吞咽时,精神要集中,意想将口水（此时的口水称之为"神水"，术语中又称为"金津玉液"，或"香津甜液"）直送入下丹田中，又称此为"送药入鼎炉"。

十四 收功势

【练法】

1.两拳收至腰间。同时,吸气、展肩扩胸;随之闭气约 2 秒钟。(图 1-176)

2.两臂前伸,屈肘上提拳,左臂在内,两腕在胸前交叉,拳心向里,稍用力前撑。同时,胸部微含,背向后倚。动作稍停,目视前方。(图 1-177)

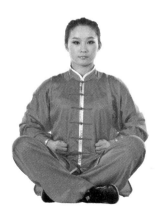

图1-176

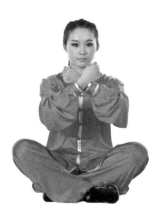

图1-177

69

3.两拳变掌下落,置于膝上,掌心向上,掌尖向前。目视前方。

（图 1-178、图 1-179）

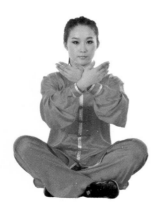

图1-178

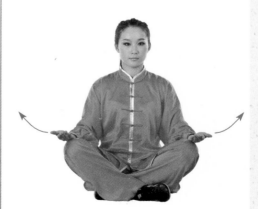

图1-179

4.两掌向体前约45°斜上方托起,肘关节微屈。随之抬头,目视前上方。（图1-180、图1-181）

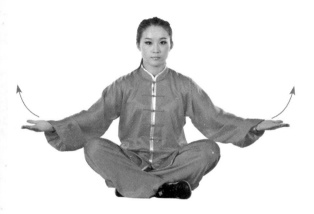

图1-180

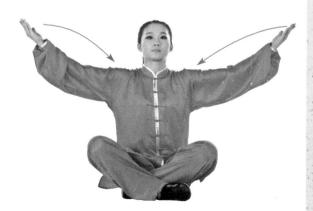

图1-181

5.下颏内收,两臂内旋,两掌下落至前平举,与肩同宽,掌心向下。目视前方。(图 1-182)

6.两掌由身前下按,置于膝关节上。略停,目视前方。(图 1-183)

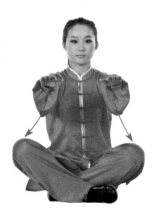

图1-182

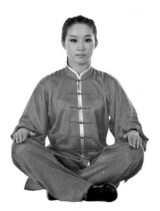

图1-183

7.两掌沿大腿外侧下落,十指撑地。目视前下方。(图1-184)

8.动作不停。上体前俯,同时,十指与两脚撑地。目视下方。(图1-185)

十四 收功势

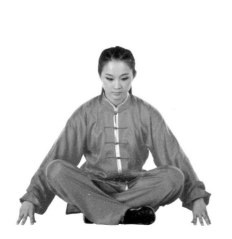

图1-184

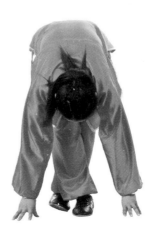

图1-185

十二段锦

9.顺势身体向上立起,随之左脚向左斜后方稍退步。两掌垂于体侧。目视前方。(图1-186、图1-187)

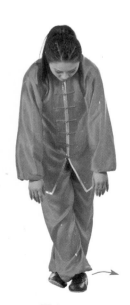

图1-186

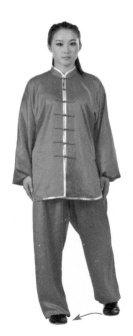

图1-187

10.然后,左脚收于右脚内侧成并步站立,身体中正。目视前方。本功收势。(图1-188)

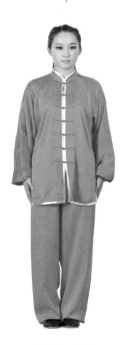

图1-188

【要点】

1.两腕交搭、闭气、背向后倚时,拳要握紧,提肛、收腹、咬牙。两掌下落时,意想周身放松、气血通畅。

2.两掌上托时,注意调整呼吸;两掌下落时,使气息归元。

3.起身时,要借助手脚的撑力,顺势站起,控制住重心,保持动作的连贯、稳健。

第二章　站功十二段锦

　　"站功十二段锦"是在"坐功十二段锦"原有劲形、手法的基础之上，把坐势完整地、科学地演化为站势而成。

　　本功不但继承了坐功动静结合、身心兼练的功法精髓，而且融变通性和灵活性于一体，这样更利于十二段锦进一步地推广与普及，因此能让更多的人受益。

　　本功架势舒和，动作徐绵，变化轻便，劲法内敛，具有培元益气、舒筋活血、醒脑提神、防疫祛病等保健良效，是不可多得的养生气功法。

⬤一 开 功 势

【练法】

1.两脚并步站立,两掌自然
垂于体侧,身体中正。目视前方。
(图 2-1)

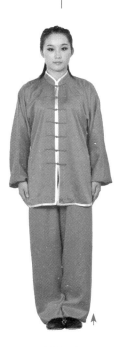

图2-1

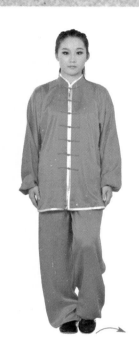

2.两膝微屈,重心下沉,左脚跟抬悬,脚尖点地于右脚内侧。(图2-2)

3.左脚向左侧摆开一步,身体重心下沉于右腿。(图2-3)

4.左脚跟落地,正身,两脚平行与肩同宽。目视前方。(图2-4)

图2-2

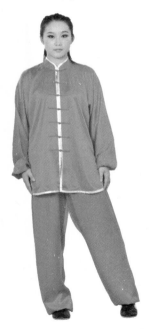

图2-3

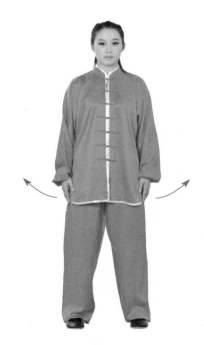

图2-4

二 冥心握固势

【练法】

1.接上势，两掌翻转，分别向 体前约45°前伸，掌心向上，掌尖向外。（图2-5、图2-6）

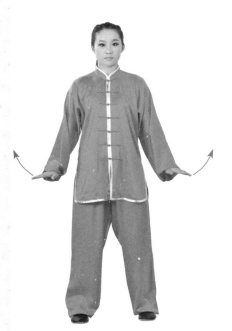

图2-5

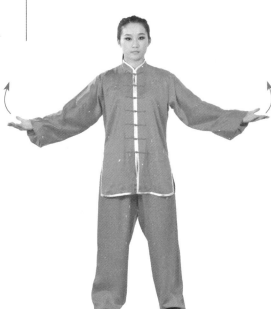

图2-6

2.随之两臂外旋向斜上方举起,渐渐高与头顶平,肘关节微屈。随之抬头,目视前上方。(图2-7)

3.下颏内收,两臂内旋,两掌下落至前平举,与肩同宽,掌心向下,掌尖向前。目视前方。(图2-8)

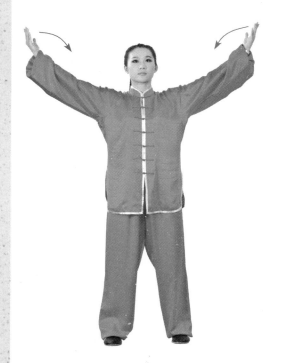

图2-7

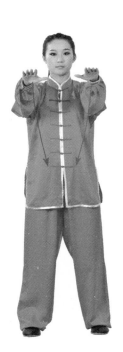

图2-8

4.动作不停。两掌由身前下按,至小腹前;随之两手拇指抵无名指根节"握固",抱于肚脐前,拳眼向上,两拳面相对。调息约30秒钟。(图2-9)

握固手形示意。(图2-10)

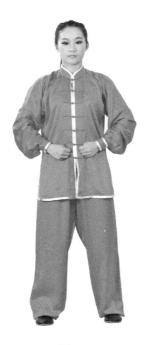

图2-9

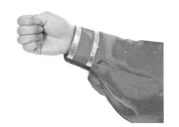

图2-10

三 叩齿鸣鼓势

【练法】

1.两拳变掌经腰间、两臂内

旋向体侧平举,掌心向后,掌尖向外。目视前方。(图2-11)

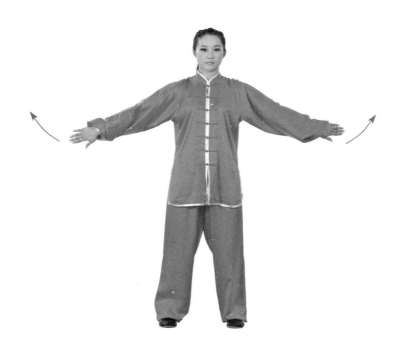

图2-11

2.两掌与肩同高时，两臂外 旋，掌心向前。（图2-12）

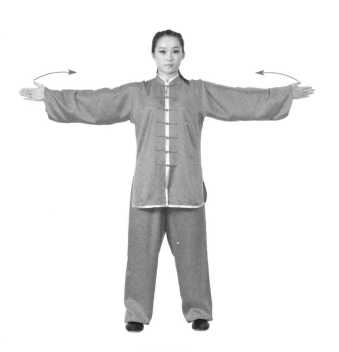

图2-12

3.动作不停。两臂屈肘,两掌中指掩实耳孔。（图2-13）

4.然后,叩齿36次。（图2-14）

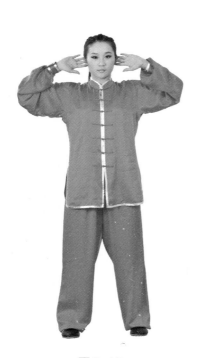

图2-13

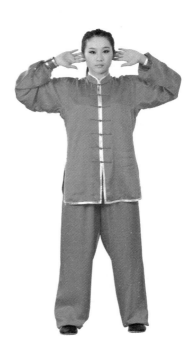

图2-14

5.两中指拔耳(即拔离耳孔)。（图 2-15）

6.两掌心按实耳孔,作拔耳数次。（图 2-16、图 2-17）

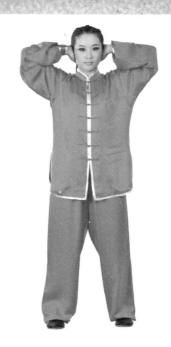

图2-16

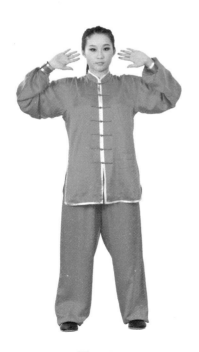

图2-15

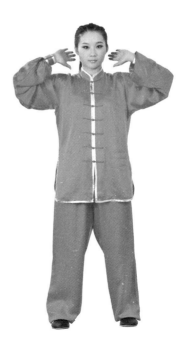

图2-17

7.两掌心仍按实耳孔，食指轻扶后脑。（图2-18）

8.中指腹位于枕骨粗隆处，接着两手食指分别放在两手中指指背上，二指同时争力，用食指指腹弹击在后脑上。反复弹击24次。（图2-19）

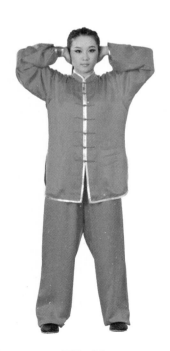

图2-18

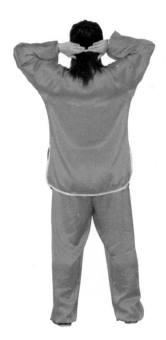

图2-19

9.随之两掌前伸,向下缓缓按于腹前,高与肚脐平,两拇指相对,掌心向下。目视前方。(图2-20、图2-21)

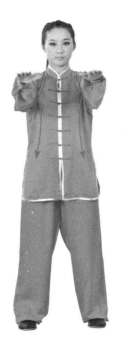
图2-20

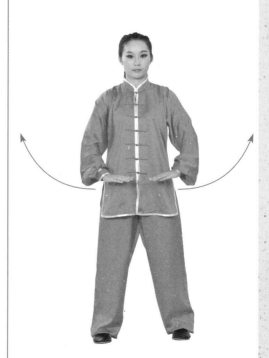
图2-21

四 微撼天柱势

【练法】

1.上体缓缓左转约 45°。同时，两臂内旋成侧平举，掌心向后，掌尖向外。（图2-22）

2.动作不停。上体向右转正。同时，两臂外旋，并向前平举。至两掌与肩同宽时，左掌向内平收至膻中穴前，掌尖向右；右掌向小腹前收，近腹前时，转掌成掌心向上，掌尖向左，两掌成抱球状于体前，掌心相对。目视前方。（图2-23、图2-24）

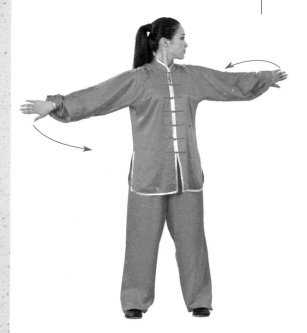

图2-22

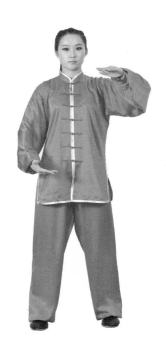

图2-23

3.动作不停。左掌下按，两掌合于小腹前。（图2-25）

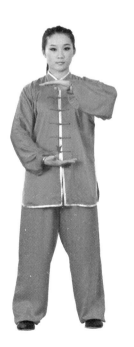

图2-24

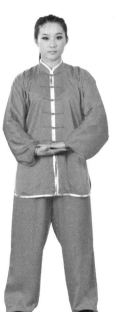

图2-25

4.接着,头向左转。同时,两掌贴紧向右移至右小腹内侧。目视左侧。(图2-26)

5.左肩下沉,左掌根向下压右掌。同时,向上抬头,稍停。目视左上方。(图2-27)

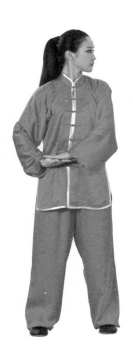

图2-26

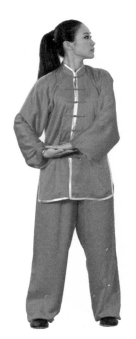

图2-27

6.下颏内收,上体转正。掌还于小腹前。目视前方。(图2-28)

7.随之上体右转约45°。同时,两掌分开,两臂内旋成侧平举,掌心向后。(图2-29)

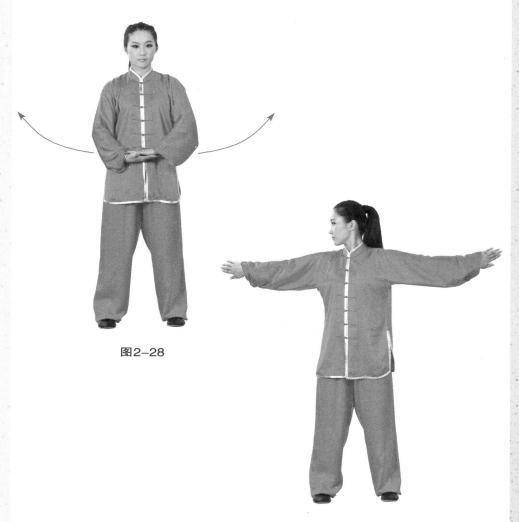

图2-28

图2-29

8.接着，做合掌、右转头的动作，动作与合掌、左转头相同，唯方向相反。（图 2-30~图 2-34）

一左一右为一遍，共做 3 遍。

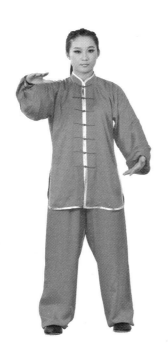

图2-30

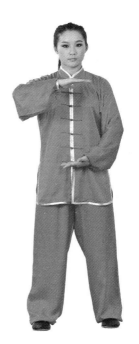

图2-31

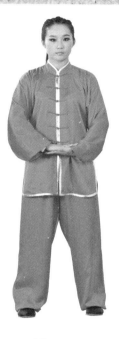

图2-32

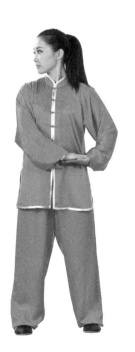

图2-33

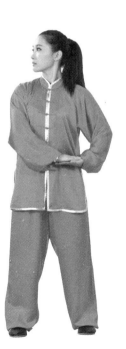

图2-34

9.做到第 3 遍最后一动时，下颏内收，头向左转正。然后，两掌稍右移，随之两臂屈肘收于腰侧，虎口向上。(图 2-35、图 2-36)

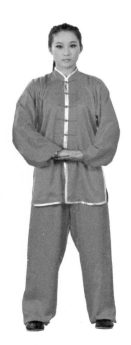

图2-35

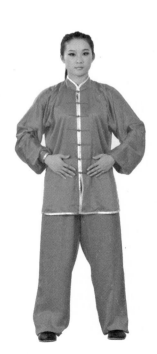

图2-36

掌抱昆仑势

【练法】

1.两肩后展,随之两掌前伸,并直臂上举,掌心相对。目视前方。(图 2-37~图 2-39)

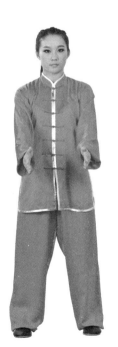

图2-37

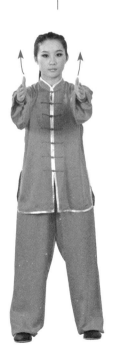

图2-38

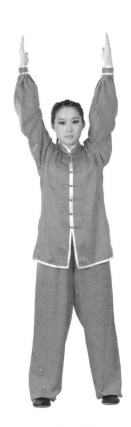

图2-39

2.动作不停。两臂屈肘下落，至脑后时,十指交叉,抱于后脑玉　枕部。(图2-40、图2-41)

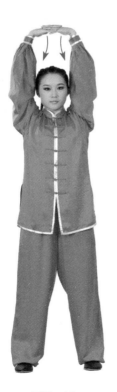

图2-40

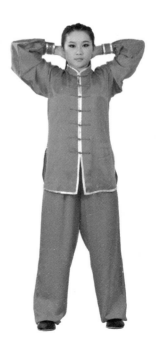

图2-41

3.上体左转约45°。目视左前方。（图2-42）

4.两掌抱后脑不变，上体缓缓右倾，左肘臂缓缓上抬，抻拉左胁肋部。随之目视左斜上方。（图2-43）

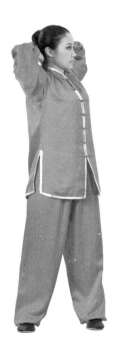

图2-42

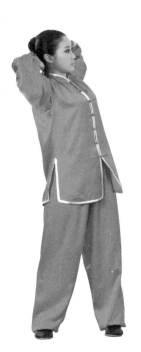

图2-43

5.上体缓缓还原,上体竖直。目视左前方。(图 2-44)

6.上体向右转正。目视前方。(图 2-45)

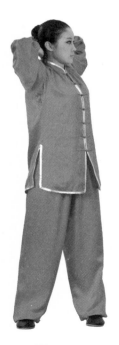

图2-44

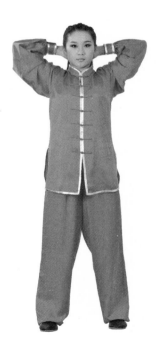

图2-45

7.然后，做向右转动作，方法与左转相同，唯方向相反。

（图2-46~图2-48）

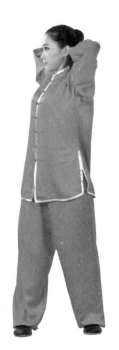

图2-46

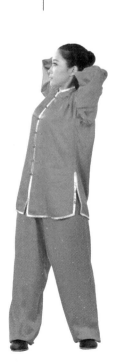

图2-47

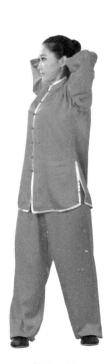

图2-48

8.仰面,下颏上抬起,与颈部争力。目视前上方。(图2-49)

9.两臂缓缓向前合肘,随之下颏内收。(图2-50)

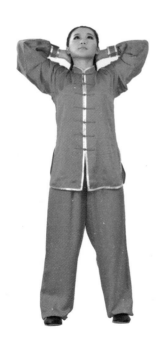

图2-49

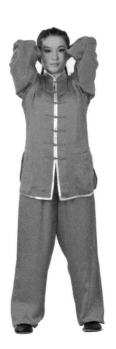

图2-50

10.两掌抱住后脑下按,含颏低头。目视腹部。(图2-51)

11.两掌分开贴两颊下移,两掌根贴下颌成托抱状。接着,仰面向天,目视上方。(图2-52、图2-53)

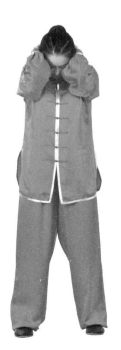

图2-51

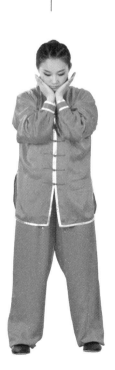

图2-52

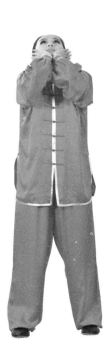

图2-53

12.下颏内收,颈部竖直。同时,两掌松托,掌尖相对,掌心向下。(图2-54)

13.两掌沿体前下按至小腹前时,臂外旋变指尖斜向下收于腰间,掌心向里。目视前方。(图 2-55、图 2-56)

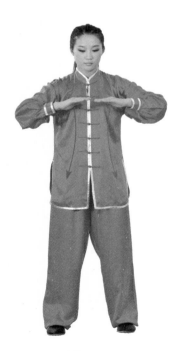

图2-54

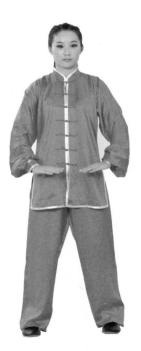

图2-55

上述动作反复做 3 遍。

14.第 3 遍最后一动时，两掌按至腹前后握拳抱于腰间，拳心向里，拳眼向上。目视前方。（图 2-57）

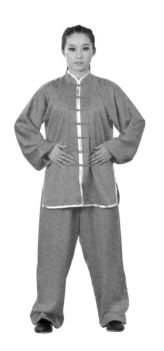

图2-56

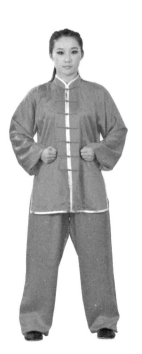

图2-57

养生功

站功 十二段锦

摇转辘轳势

【练法】

1.两拳后移置于腰后,拳背贴于肾腧穴处,拳心向后。目视前方。(图2-58)

2.上体左转约45°,右拳贴于后腰不变。同时,左拳屈腕上提至左肩前,拳心向下。(图2-59)

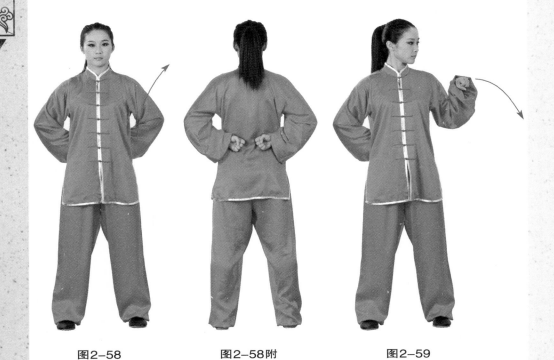

图2-58   图2-58附   图2-59

3.动作不停。向左侧倾身；同时，左腕上翘使拳心向前、向左前方约45°前伸。接着，左拳向左前直臂下落，拳心向下，高与胯平。（图2-60、图2-61）

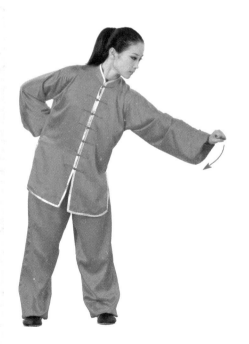

图2-60

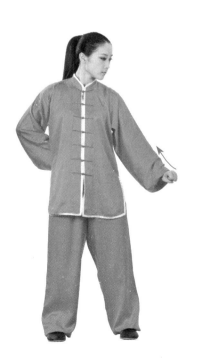

图2-61

105

4.动作不停。上体左转立起。同时，左拳回拉收至左肩前，屈腕，拳眼向后。（图2-62）

上述动作连续练习6遍，即左摇转辘轳。

5.当第6遍结束时，上体向右转正，左拳收至腰后肾腧穴处，拳心向后。（图2-63）

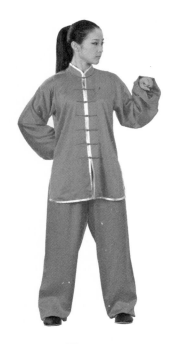

图2-62

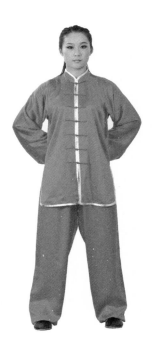

图2-63

6.接着，做右摇转辘轳，动作与左摇转辘轳相同，唯方向相反。（图2-64~图2-66）

连续练习6遍，即右摇转辘轳。

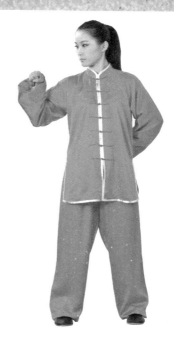

图2-64

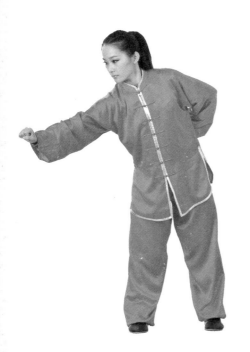

图2-65

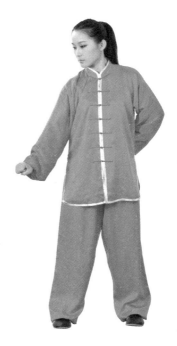

图2-66

7.当第6遍结束时,上体向左转正。右拳收至腰后肾腧穴处,拳心向后。目视前方。(图2-67)

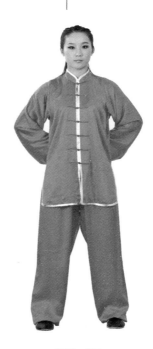

图2-67

8.展肩扩胸,继向上提肩,再向前合肩,接之含胸、沉肩。(图2-68~图2-70)

如此共向前绕肩6遍。

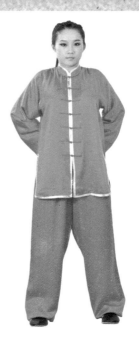

图2-69

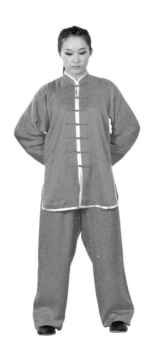

图2-68

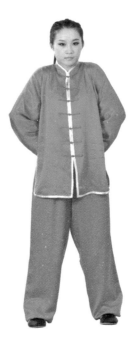

图2-70

9.接着,反方向绕动双肩6遍。(图2-71~图2-75)

如此共向后绕肩6遍。

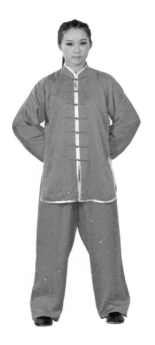

图2-71

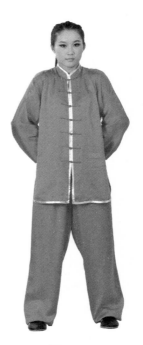

图2-72

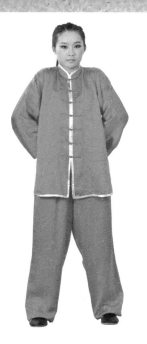
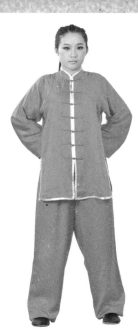

图2-73

图2-74

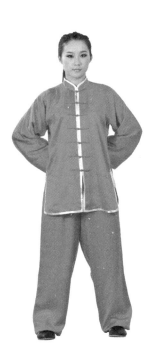

图2-75

10.两拳变掌,掌尖向下,虎口贴肋上提置于肩上,沉肩坠肘。

(图2-76、图2-77)

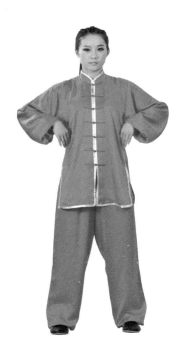

图2-76

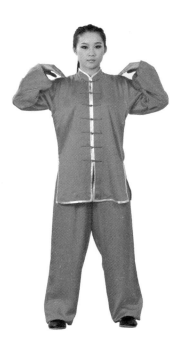

图2-77

11.两掌不动,上体左转,以肩为轴,右臂前摆,左臂后摆。目视前方。(图 2-78)

12.动作不停。上体向右转,左臂前摆,右臂后摆。目视前方。(图 2-79)

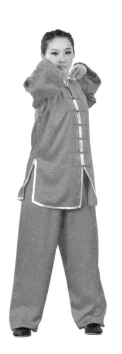

图2-78

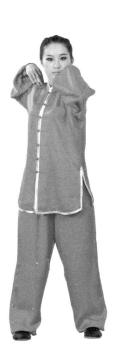

图2-79

13.继续右臂前摆,左臂后摆, 成循环动作。(图 2-80、图 2-81)

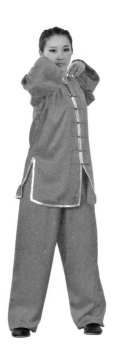

图2-80

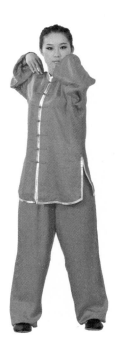

图2-81

14.动作不停。上体向左转正，两臂下落，肘尖向下。（图2-82）

连续练习前后交叉绕肩动作6遍。

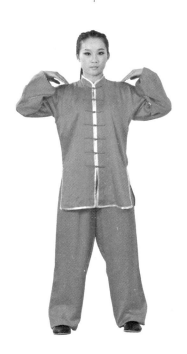

图2-82

15.接着,反方向前后交叉绕肩,唯左右相反。连续练习动作6遍。(图 2-83~图 2-85)

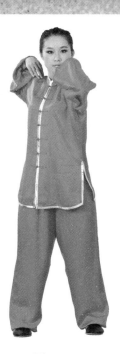

图2-83

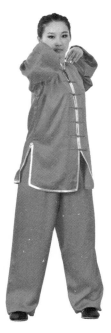

图2-84

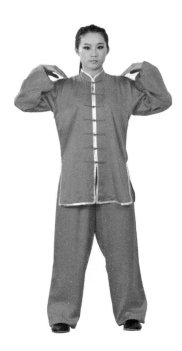

图2-85

托天按顶势

【练法】

1.两掌虎口沿肩前、过腋胁，贴肋下插至髋关节外侧。正身开步直立。（图2-86～图2-88）

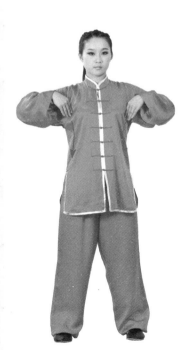
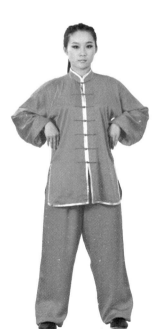
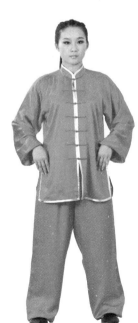

图2-86　　　　　　　　图2-87　　　　　　　　图2-88

2.两臂外旋,两掌收至腹前,掌尖相对,十指交叉,掌心向上。(图2-89)

3.两掌上托至胸前时,随之两臂内旋,两掌向前外翻;翻至额前成掌心向上时,直臂上托。同时,膝关节挺直,十趾抓地,两臂尽量上挺,百会上顶劲。(图2-90、图2-91)

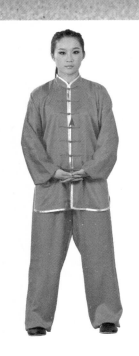

图2-89

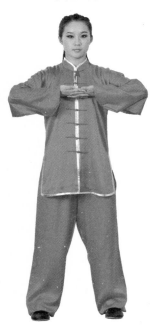

图2-90

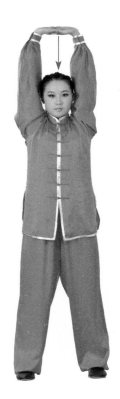

图2-91

4.沉肩屈肘，两掌心翻转向下落至头顶，两掌稍用力下压。同时，两腿放松。目视前方。（图2-92）

5.两臂内旋，两掌心翻转向上，直臂上托。同时，膝关节挺直，脚趾抓地。目视前方。（图2-93）

两掌上托下按为一遍，共做9遍。

6.第9遍最后，两掌心翻转向下落至头顶，两掌稍用力下压。同时，两脚尖尽力勾紧。目视前方。（图2-94）

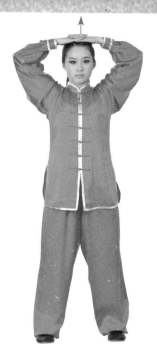

图2-92

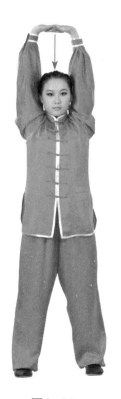

图2-93

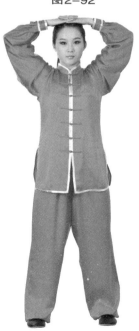

图2-94

十二段锦

俯身攀足势

【练法】

1.两掌分开，直臂上举，掌心相对，掌尖向上。目视前方。（图2-95）

2.动作不停。上体前俯。同时，两掌前伸、下落抓握脚掌，拇指压于脚面，其余四指钩住脚前掌。目视脚尖。（图2-96、图2-97）

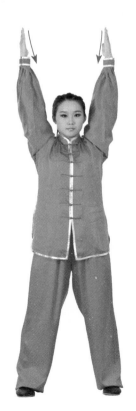

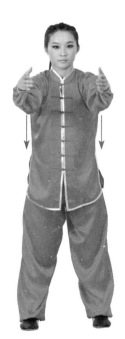

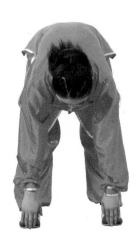

图2-95　　　　　　　　图2-96　　　　　　　　图2-97

120

3.两腿与腰脊保持抻拉姿势不变，下颏内收，抻拉脖颈。动作稍停，两掌回搬，脚尖勾紧；同时，挺膝、塌腰、抬头。（图2-98）

4.上体立起，颈部竖直。同时，两掌松开，掌心向下，沿腿上屈肘回收，经腰间直臂后伸，掌心向后。目视前方。（图2-99）

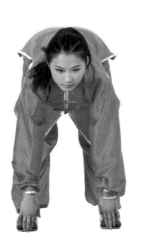

图2-98

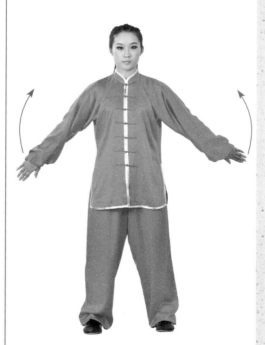

图2-99

5.两臂继续后展;至两臂平肩,转臂成掌心向下,掌尖向外。(图2-100)

6.动作不停。上体前俯。同时,两掌弧形向前抓握脚掌。目视脚尖。(图2-101)

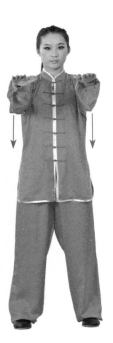

图2-100

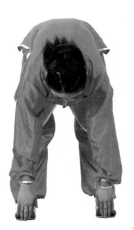

图2-101

7.搬脚、下颏内收。继抬头、抻拉脖颈。(图2-102)

重复4遍,共计6遍。

8.第6遍结束后,上体立起,颈部竖直。同时,两掌收抱腰间,掌心向里。(图2-103)

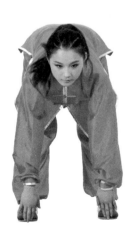

图2-102

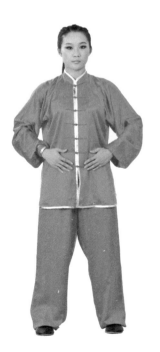

图2-103

背摩精门势

【练法】

1.两掌贴腹部两侧向后摩运；

至后腰,转掌成掌尖向后,按住肾腧穴部位。同时,上体前俯。目视下方。（图 2-104）

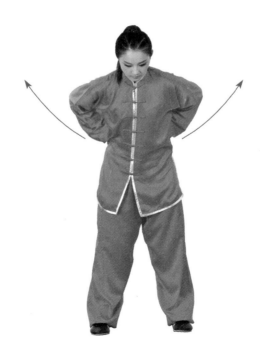

图2-104

2.随着上体前俯,两掌后伸,掌心向上,直至臂直。目视下方。（图 2-105）

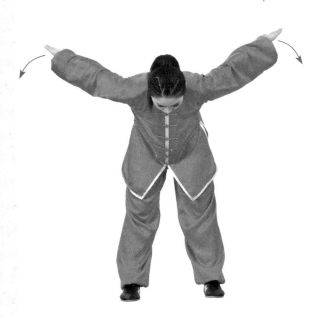

图2-105

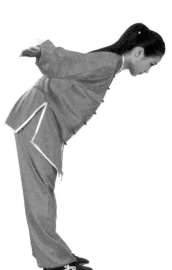

图2-105附

3.动作不停。两掌向体侧平摆。目视前方。（图2-106）

4.上体缓缓立起。同时，两臂外旋，两掌弧形前摆成前平举，掌尖向上，掌心向里。目视前方。（图2-107）

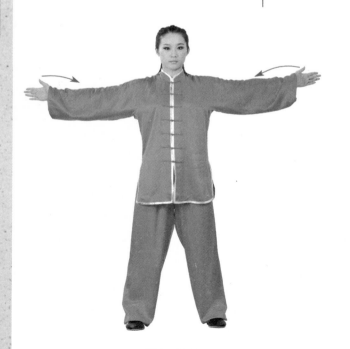

图2-106

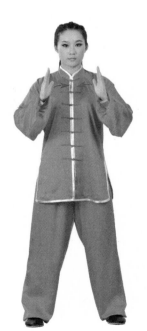

图2-107

5.两臂屈肘合掌于胸前,指尖向上。(图 2-108)

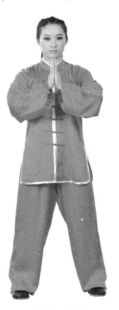

图2-108

6.随后两掌合紧,拧翻落于小腹前,左掌在上。目视前方。(图2-109、图 2-110)

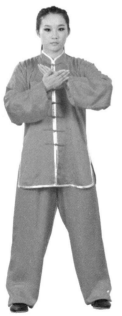

图2-109

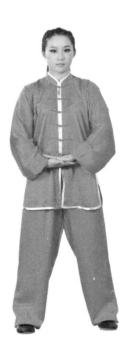

图2-110

7.动作不停。两掌合紧,向上抬起。(图2-111、图2-112)

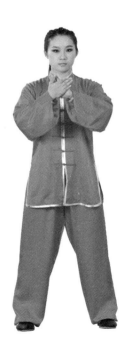

图2-111

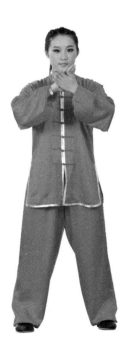

图2-112

8.继续拧翻落于小腹前,右掌 在上。(图 2-113)

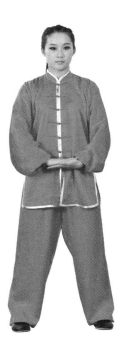

图2-113

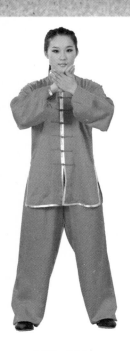

9.左右掌上下拧转翻落,再做7遍,合前共9遍。第9遍时左掌在上。(图2-114~图2-116)

图2-114

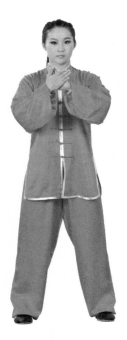

图2-115

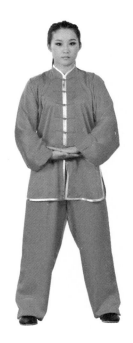

图2-116

养生功 站功 十二段锦

10.接着,左臂外旋,右臂内旋,两掌贴腹部两侧向后摩运;至后腰处,转掌尖向下。目视前方。(图2-117、图2-118)

11.两掌贴住后腰,做上下连续摩擦动作。此动一下一上为一遍,共做24遍。(图2-119)

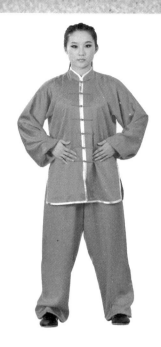

图2-117

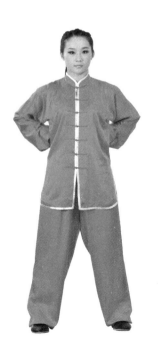

图2-118

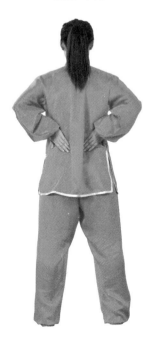

图2-119

十 前抚脘腹势

【练法】

1.两掌稍向上提,转掌身前,贴肋前摩运;至腋前、乳下,掌尖相对。(图2-120)

2.接着,转掌尖向下,顺腹前向下摩运;至小腹。目视前方。(图2-121、图2-122)

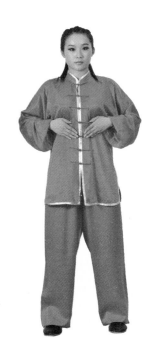

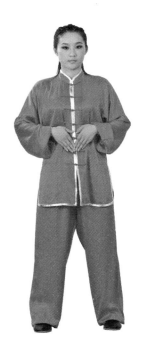

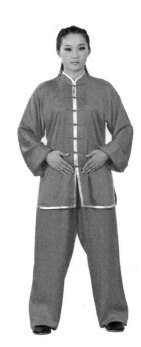

图2-120   图2-121   图2-122

3.两掌继续沿两侧摩运,至两乳下,掌尖斜向下。(图2-123)

4.两掌沿腹中线向下摩运至肚脐前,掌尖向下,虎口相对。(图2-124)

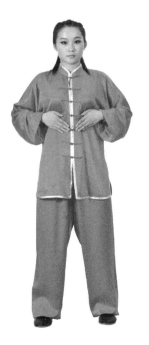

图2-123

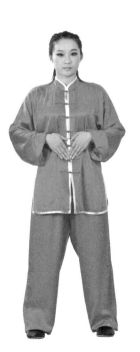

图2-124

5.两掌尖向外摩运至腹侧；同时，两掌根向外摩运至肋侧章门穴部位。（图2-125）

本势一下一上为一遍，共做6遍。

6.第6遍最后一动时，两掌沿腹前继续向下摩运，转掌尖向下。再由下向上做反方向摩运6遍。（图2-126~图2-130）

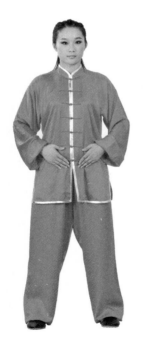

图2-125

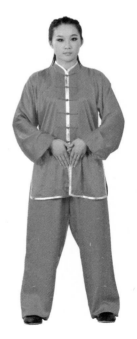

图2-126

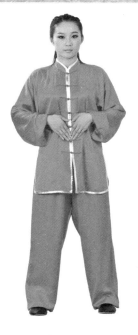

图2-127

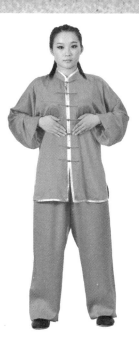

图2-128

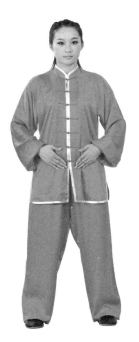

图2-129

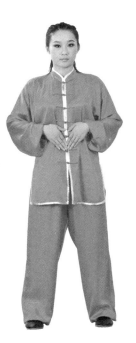

图2-130

十二段锦

7.第 6 遍最后一动时，两掌置　　于胁肋部，掌尖相对。（图 2-131）

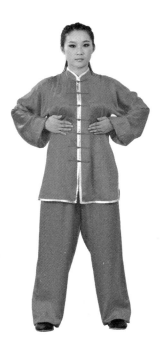

图2-131

温煦脐轮势

【练法】

1.两掌摩运至肚脐前,叠掌于肚脐上,劳宫穴正对肚脐。双目垂帘,意守肚脐 2~5 分钟。(图 2-132~图 2-134）

十一 温煦脐轮势

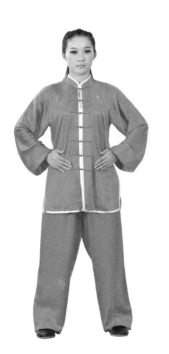

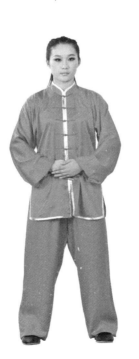

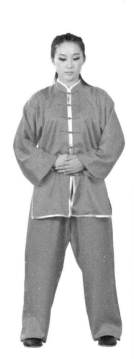

图2-132　　　　　　　图2-133　　　　　　　图2-134

十二段锦

2.然后,睁开双眼。两掌贴住肚脐做顺时针摩运 3 周。(图 2-135~图 2-139)

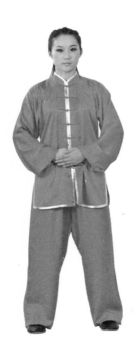

图2-135

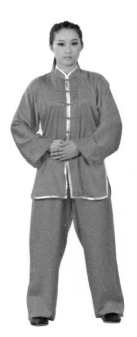

图2-136

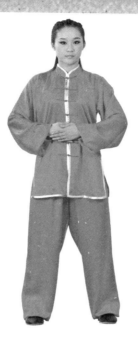

图2-137

十二段锦

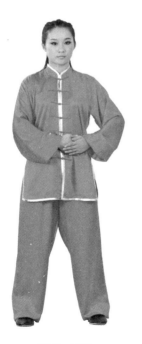

图2-138

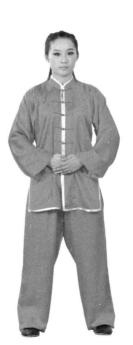

图2-139

3.接着,再做逆时针摩运 3 周。

目视前方。(图 2-140~图 2-143)

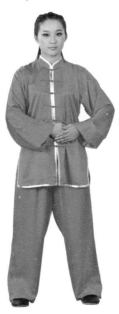

图2-140

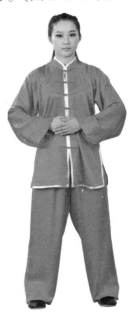

图2-141

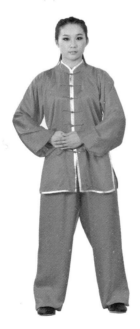

图2-142

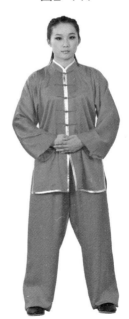

图2-143

摇身晃海势

【练法】

1.两掌分开,按扶于两小腹侧

的髂骨部位,掌尖向下。(图 2-144)

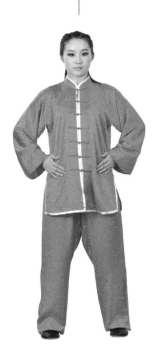

图2-144

2.接着，上体左倾，顺时针绕 转 6 圈。（图 2-145~图 2-149）

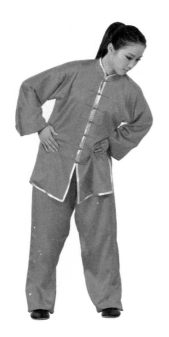

图2-145

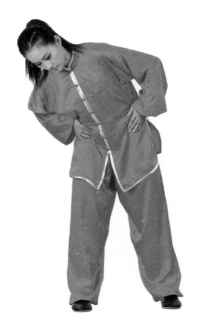

图2-146

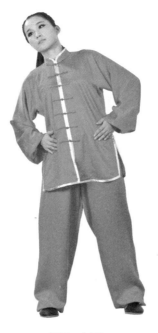

图2-147

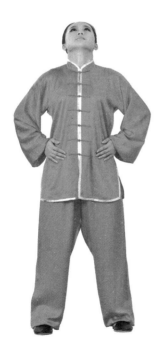

图2-148

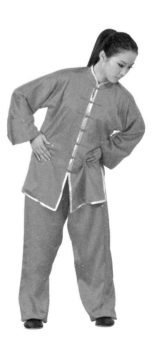

图2-149

3.第 6 圈结束后 ,继续绕至   体前 ,正身。(图 2-150)

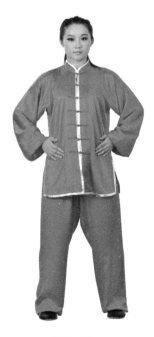

图2-150

4.然后，上体右倾，逆时针绕　转 6 圈。（图 2-151~图 2-155）

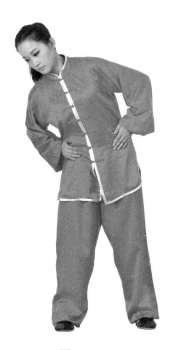

图2-151

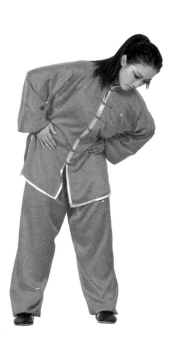

图2-152

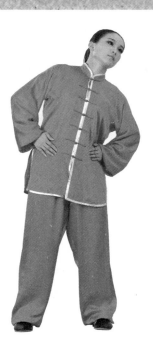

图2-153

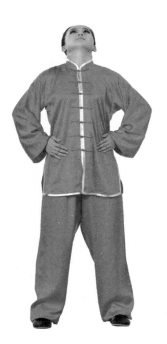

图2-154

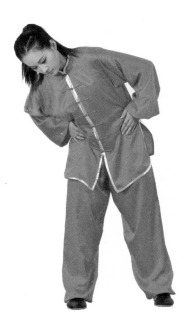

图2-155

5.第 6 圈结束后，继续绕至 体前，正身站立。（图 2–156）

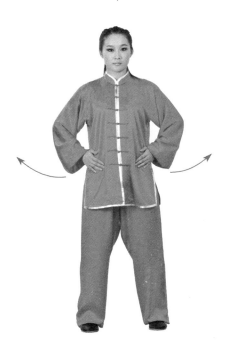

图2–156

鼓漱吞津势

【练法】

1.两臂内旋,两掌向两侧划弧,　　掌心向后。目视前方。(图 2-57)

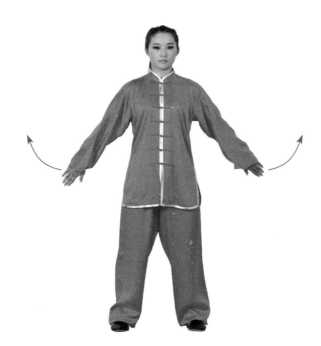

图2-157

2.动作不停。两臂外旋,两掌弧形向腹前合抱,掌尖相对。 （图2-158、图2-159）

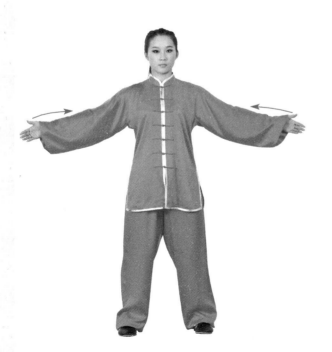

图2-158

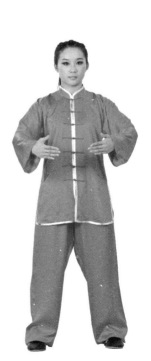

图2-159

3.两掌抱于腹前时屈肘,两掌回收接近肚脐时"握固",贴于肚脐两侧,拳眼向上。(图2-160)

4.唇口轻闭,舌尖在口腔内由右向上、向左、向下绕转一圈;接着舌尖移到牙齿外,贴牙龈由右向上、向左、向下绕转一圈。一内一外为一遍,共做6遍。

5.姿势不变,舌尖在口内向相反方向绕转,一内一外为一遍,共做6遍。

6.接着,两腮做鼓漱36次。目视前方。

7.然后,两臂外旋,两拳变掌上举至胸前,掌背向里。目视前方。(图2-161)

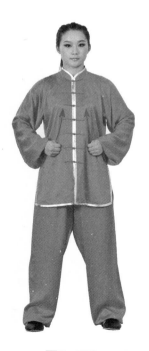

图2-160

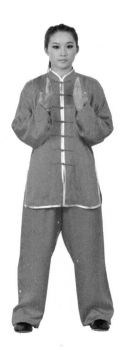

图2-161

8.动作不停。两臂内旋直臂上举,掌尖向上,掌心向外。目视前方。(图 2-162、图 2-163)

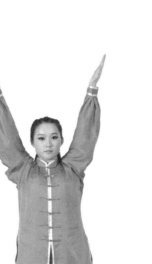
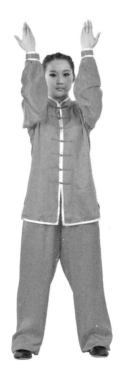
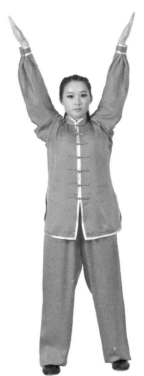

图2-162

图2-163

十二段锦

9.两臂外旋,两掌握拳,拳心 相对。目视前方。(图2-164)

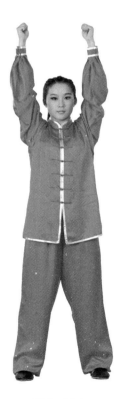

图2-164

9.动作不停。两拳下拉置于肋侧,拳眼向上。在两拳下拉时,吞咽口中 1/3 的津液,用意念送至丹田。目视前方。(图 2-165~图 2-167)

共做 3 遍,口中全部津液分 3 次咽下。

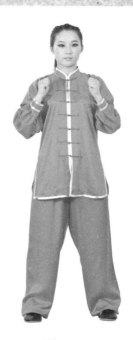

图2-166

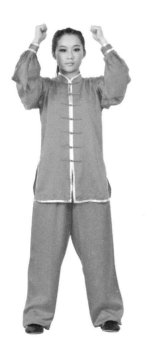

图2-165

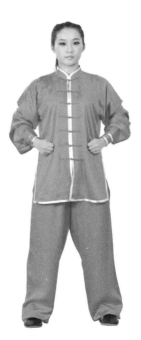

图2-167

十三 鼓漱吞津势

十二段锦

十四 收功势

【练法】

1.两拳抱于腰间,同时,吸气、展肩扩胸;随之闭气约 2 秒钟。然后两臂前伸,屈肘上提,两拳变掌,左臂在内,两腕在胸前交叉,掌心向里,稍用力前撑。同时,胸部微含,背向后倚。动作略停,目视前方。(图 2-168)

2.两掌下落,至两胯外侧,掌心向上,掌尖斜向前。目视前方。(图 2-169)

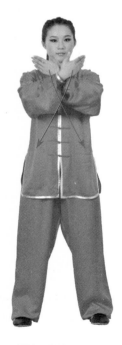

图2-168

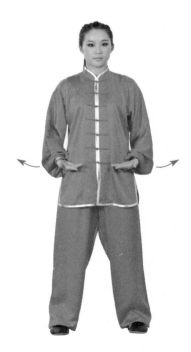

图2-169

3.两掌向体前约45°斜上方托起,肘关节微屈。随之抬头,目视前上方。(图2-170、图2-171)

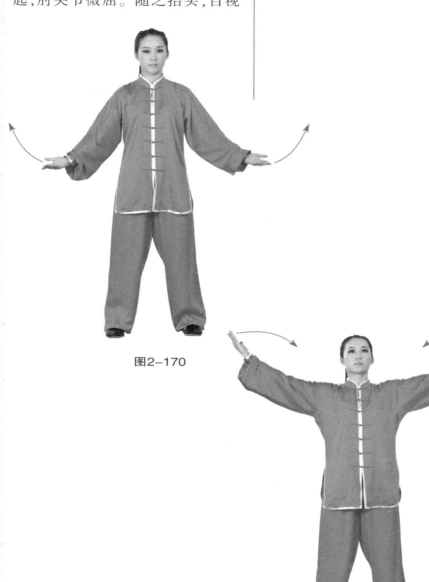

图2-170

图2-171

養生功

站功十二段錦

4.下颏内收,两臂内旋,两掌下落至前平举,与肩同宽,掌心向下。目视前方。(图2-172)

5.两掌由身前下按,垂臂贴掌于两胯外侧,掌心向里,掌尖向下。(图2-173)

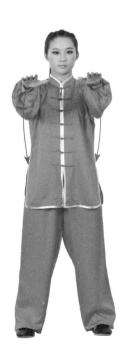

图2-172

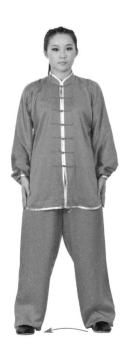

图2-173

156

6.重心落于右腿,左脚收于右脚内侧成并步站立。身体中正,目视前方。本功收势。(图 2-174)

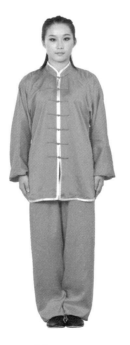

图2-174